谷山洋三
東北大学大学院文学研究科　宗教学専攻分野　教授

医療者と宗教者のための スピリチュアルケア

臨床宗教師の視点から

中外医学社

序文

「スピリチュアルケア」という言葉を私が耳にするようになったのは、長岡西病院で働き始めてしばらくしてからのことでした。21世紀になってからだと思います。「霊的ケア」という訳語もあったので、オカルト的なものを含めて広い範囲の本を読んでみたのですが、当時は現場に役立つものが少なくスピリチュアルケアの内容については、はっきりと理解してはいませんでした。少なくとも、ホスピス緩和ケアという領域においては、あまり宗教的な内容は好まれないことは現場感覚でわかりました。

東日本大震災が発災するまでの約10年間は、自分自身が宗教的背景をもちながらも、それを隠すようにスピリチュアルケアの臨床に関わっていたように思います。私だけでなく、狭い業界の中でもそのような雰囲気が強かったという印象があります。

震災を経て、世間は宗教的なものを肯定的に見る雰囲気に変わり、「臨床宗教師」もその流れに乗っている（乗せられている?）ような気分でいます。医療福祉の臨床をはじめ様々な悩みをもつ人たちのことを思えば、これが単なるブームで終わってはいけないと思いますが、果たしてどのように展開するのかわかりません。本書を通じてご一考いただけるとありがたいです。

本書の企画をいただいてから約3年が経過してしまいました。なかなかまとまった時間がとれず、構成もまとまらず、手が動かなかったのですが、結果的に見れば、臨床宗教師を養成してきたこの3年間で私の考えも再構成されてきたので、私には必要な時間だったと思います。しかしながら、中外医学社の岩松宏典さんはじめ関係者の皆様には、長々とお待たせしてしまいました。急かさずにお待ちいただき、出版していただいたことに感謝申し上げます。

実践宗教学寄附講座の基礎を築いていただいた、故・岡部健医師はじめ「心の相談室」の皆様、そしてともに臨床宗教師研修を運営してきた講座主任の鈴木岩弓教授、高橋原准教授には、改めて感謝いたします。

２０１５年11月

谷山洋三

目次

0章　私の歩み

―誕生から東日本大震災まで―

私は金沢市内にある真宗大谷派寺院で生まれ育ちました。9歳の時に得度してお坊さんになりました。とはいえ浄土真宗の僧侶は髪があり、身体的な修行もないので、見た目には僧侶だとはわからないかもしれません。お寺に生まれたことによる影響は大きいもので、若い頃から仏教のみならず宗教全般に興味がありました。高校生の頃には、宗教に関する新書本をよく読んでいました。また、父は図書館で働いていて学者さんとの交流があったことと、祖父の叔父に学者がいたこともあり、私を大学教員にさせたいと思っていました。その影響は大きかったと思います。

大学の進路についてはかなり早く決めていました。私は三男で跡継ぎではないので、自立しなければという漠然とした思いがあったのか、地元を離れること、そして父の影響でインド仏教学に興味をもっていたこと、どちらかというと寒い地域の方が好きだということで東北大学を選びました。

高校の同級生が同じ文学部に進学しましたが、それ以外には仙台には知り合いは誰もいませんでした。人見知りで、消極的で、人間関係にも自信がなく、そのくせ自尊心は高い。今思えば大きなチャレンジだったと思いますが、その後の様々な出会いも含めて、すべて何か大きな力によって動かされて、自分にとって苦手な課題に向き合い続けてきたように思います。仙台に来た頃の私には、今私が取り組んでいる臨床宗教師研修のプログラムなんて、想像もしていませんでした。

本書の目的は、臨床宗教師*の活動を通してスピリチュアルケア*や宗教的ケア*について書き記すことですが、はじめに私自身の「生育歴」の一端を紹介します。スピリチュアルケアや宗教的ケアを提供する者にとっては、自分の生育歴を見つめることが大切です。私たちの人間関係、コミュニケーションの方法には、子どもの頃から経験した様々なことが影響しています。専門職としてスピリチュアルケアに関わるときには、相手の内面に触れることになるのですから、自分自身の内面にも触れておいてほしいと思います。

なお、生育歴はいいから本題に入りたい，という方は、飛ばしていただいて構いません。

あらかじめお断りしておきますが、書籍化する文章なので、ネガティブな情報は関係者に迷惑を及ぼすおそれがあるので削除してあります。しかし、実際の生育歴では、きれい事だけでなく、嫌な面、思い返したくないできごとにも向き合っていただきたいと思います。

*臨床宗教師：第1章31頁参照
*スピリチュアルケア：第3章57頁参照
*宗教的ケア：第4章97頁参照

1 中学卒業まで

生まれ育ったのは金沢市郊外の田舎のお寺（真宗大谷派*）で、祖父母と両親と男兄弟3人の7人暮らし。小学校2年までは叔母も同居していたので8人でした。お寺なので近所の人たちがしょっちゅう出入りしていました。

記憶しているなかで、大きな転機は保育所に通い始めたところだと思います。理由はよくわかりませんが、同級生にいじめられたことだけは記憶しています。自分なりに振り返ると、この経験はコミュニケーションが苦手であることの理由の1つなのだと思います。小学校低学年のときの記憶としては、兄の同級生から「かわいがってもらった」ことです。近所の先輩たちにはいい意味で遊んでもらったりしていましたが、小学校で突然出会ってしまった知らないお兄ちゃん・お姉ちゃんたちに「かわいいね」と言われて囲まれたときは、むしろ恐怖感が強かったことを憶えています。彼らにはそんな意図は全くなくても、体の大きな知らない人たちに囲まれると、当時の私はそのように感じてしまったのです。

親兄弟・親戚・近所の方々からは十分に愛情を注いでいただいたと思います。

*真宗大谷派：親鸞を開祖とする浄土真宗の宗派。本山は京都の東本願寺。

男3人兄弟の末っ子なので、私は要領よく立ち振る舞っていたようです。次兄によると、私は必ず強い方につくとのこと。兄2人がケンカしていたら、長兄の側につくということです。今は私にも2人の男の子がいますが、兄は弟とケンカもするけれども、かわいがってもくれます。その様子をみていると、2人の兄には感謝しなければと思います。

中学に入ると、柔道部に入りました。これは、学生時代に柔道をしていた父の影響です。体重は90キロほどありましたが、専門的に指導してくれるコーチはおらず、ほぼ先輩たちからの指導と自己流なので、あまり上手くはなかったのですが、高校でも柔道を続けたので初段をとることはできました。

中学時代で一番印象に残っているのは、3年生のときの同級生です。当時私は生徒会長で、彼はいわゆる番長でした。不思議なことに私たちは、毎日のように数学担当の教頭先生の前で一緒に勉強する仲でした。ある先生から、彼やその仲間の情報を教えて欲しいと、いわばスパイのような役割を頼まれたのですが、その先生のやり方が気に入らず、スパイの役目は一切果たすことはありませんでした。逆に、彼らといる時間が心地よく感じられました。「お寺の子」だから品行方正でいなくてはならない私からみると、彼ら「不良グループ」は自由でいいなぁと思っていました。私ももう少し自分を解放していいんじゃないか、そうしたいなぁと思う大きなきっかけになりました。

2 高校から大学へ

自宅から高校までは12キロの距離がありました。バスと汽車を乗り継ぐと1時間半、自転車だと40分ぐらいかかりました。必ずしも時間に正確でなく、息苦しいバスよりも、1人で気ままな自転車を選びました。雨の日はカッパを着ればいいのですが、雪の日はさすがに自転車は危険です。当時の金沢は、道路でも10センチ以上の雪がつもり、何日も圧雪状態のままということがよくありました。そこで高校1年生の冬は、高校までバスで20分ぐらいのところにある、母の実家に下宿させてもらうことになりました。

母の実家も真宗大谷派のお寺です。小さい頃から従兄弟たちとも仲良く遊んでいたので、私は気安くお願いしたように思います。迎える側の叔父・叔母の気遣いにすっかり甘えていたと思います。春になって、荷物を引き上げて実家に帰る時に、私は変な気恥ずかしさがあって「お世話になりました。ありがとうございました。」という大切な言葉が言えませんでした。叔父も叔母も唖然としていたと思います。

母は電話でそのことを聞いて、顔から火が出るような思いをしたのだと思います。母も唖然としたのか、私をたしなめることもありませんでした。ただ、たまたま夜中に起きて居間の横を通ったときに、母が父にその話をしているのを耳にしてしまいました。「甘やかしすぎたのかなぁ」という両親の嘆息の声が聞こえて、私はようやく自分の愚かさに気付きました。それまで自覚はあまりなかったのですが、コミュニケーションが下手（常識外れ）だという事実が突きつけられました。

そのことも含めて、私はコンプレックスに悩んでいました。自信がない。そんな自分がイヤでイヤでしかたなかったのです。大学生になって1人暮らしを始めるようになる頃には、そうやって悩み続けることもイヤになり、とうとう開き直ってしまいました。「自信がないことには自信がある」「自信があるかどうか考えることを止める」という解決にならないような解決をしていました。そうこうしているうちに、大学1年の秋頃だったと思いますが、アルバイト先の塾の先輩から、塾を運営するスタッフにならないかと誘いを受け、なんだかわからないうちに濃密な社会勉強をすることになりました。その塾の塾長は、若い起業家を育てたいという夢をもっていて、塾という現場で学生たちを育成しようというプロジェクトを進めていたのです。

大学2年生であるその先輩は、塾長から新しい教室を立ち上げるというプロジェクトを任されていて、私はそのサポートをすることになりました。新興住宅地で宣伝をしなければならないので、飛び込み営業もしました。苦痛でしたが、サボったり、勇気を出したりと、葛藤しながら営業をこなしていました。その新しい教室がオープンして1年ほどすると、その先輩は別の事業を担当することになり、私が後任の室長になってしまいました。大変な重責を担うことになってしまい、戸惑いましたが、なんとか仕事をこなしていました。後になって考えると、塾長もかなり挑戦的なことをしていたように思いますが、でも私にとっては学生の分際で責任ある仕事をさせていただいたと感謝しています。

3 大学院修士課程

大学4年になり、卒業後のことを考えるうちに、私はビジネスには向いていないことがよくわかりました。お金を稼ぐということが、モチベーションにつながらないのです。それで塾の仕事は辞めて、大学院に進学することにしました。研究室の先生方も先輩たちも、私の「転向」には驚いていました。

大学院での研究は文献学といって、古い経典を正確に読み込むという地道なものです。しかし私は直接社会に関わるということで、仏教福祉学やビハーラ*という分野に関心を持ち始めていました。そこで、とりあえず何かボランティア活動を始めることにして、ある身体障害者施設でのボランティアを始めました。

ある入所者さん（実は施設長）とは、人生や社会についての話をよくしました。彼との交流のなかで、私は実に恥ずかしい経験をしました。あるとき「谷山くん、ぼくねぇ、家建てたんだよ」と彼が言ったことについて、私は「えっ、まさか?」と思ってしまったのです。よく考えれば彼は結婚していて、共稼ぎなので十分に収入があるはずなのですが、私は「障害者が家を建てるだけの財力があるはずがない」と思い込んでいたのです。その自分の偏見に気付いて恥ずかしくなり、何も言えなくなりました。偏見や差別意識は、なかなか自分で気付かないことなので、自分ではわかっている「つもり」になってしまいがちです。気付いたときには実に恥ずかしいものです。

また、留学生・学生・社会人の有志が集まって、留学生のためのバザーなどを行うボランティア団体にも参加しました。高校生から70歳代まで、年齢も国籍も社会的地位も異なる多様な人たちが、自分たちのできる範囲で、チームワークに

*ビハーラ：第1章2，36頁参照

JCOPY 498-05718

よって1つのイベントを実行することで、人間関係や組織を動かすことの難しさも学ばせてもらいました。

ところで、浄土真宗には「神祇不拝」*という教えがあります。その影響で、私は神社で参拝することに抵抗をもっていた時期があります。私はさまざまな信仰に関心をもち、それぞれの信仰を尊重したいと考えています。ですから、聖書を読んだり、さまざまな信仰をもつ人たちに接することには何の抵抗もありませんでした。それにもかかわらず、神社を参拝しないという自分の行動に、自己矛盾を感じるようになりました。それで私は、自分自身の現世利益のために神社に参拝するつもりはないが、その地域で大切に奉られている神様への「ごあいさつ」として手を合わせることにしよう、と考えることになりました。

*神祇不拝：阿弥陀仏以外の神仏を拝むべきではないという考え方。

4 父の死

父は数年前に大腸がんで手術をするなど、病気とつきあいながら住職としての仕事をしていました。修士2年の時に、6月だったと思いますが、たまたま関西での学会の帰りに実家に戻ったところ、父が入院していることを知らされ、すぐに病院に向かいました。１人で病院に行くと、なぜか医師からよばれて病状説明を受けました。「あと数カ月しかもたない」という余命告知でした。実家に帰って「緊急家族会議」を招集し、母と兄に医師から説明されたことを伝えましたが、ショックで興奮している私に比べて、母たちは冷静でした。今から考えると、普段地元にいない私だけに病状説明をするなんて不自然です。自分の口からではなく、医師にその説明をお願いしたのかもしれません。

なぜこんなに回りくどいことをしたのかということについて、少し説明します。お寺だからなのかもしれませんが、「家庭内のことよりも対社会のことを優先する」というのが、わが家の暗黙のルールなのです。例えば私の叔母は、父（彼女の兄）の結婚式と高校の修学旅行が重なってしまったのですが、祖父の判断で修学旅行に行ったそうです。驚かれる方もいるかもしれませんが、それは仕方ありません。この余命告知の一件もこのルールに則ったもので、仙台という遠方に離れていた私は、父の看病や実家の手伝いという点では全くの「戦力外」なので、情報さえも伝えない。それは「家庭内のことよりも対社会のことを優先せよ」というメッセージなのでした。

仙台に戻ってからも、しばらくは落ち着かず、誰かに相談したいという思いがありながら、誰に相談していいのかさえもわからず、大学の学生相談センターに行きました。カウンセリングを受けたのはこれが初めてでしたが、話すことで頭も心も整理がつきました。それからどうしたかというと、7月末までは授業に出て、アルバイトにも行き、それからしばらくは実家に戻って、修士論文の準備と父の看病をしようと考えていました。今考えるとかなり暢気な対応です。たとえ大学院修了が半年や1年延びたとしても、6月の時点で金沢に戻るという判断をしなかったのは、おそらく先のルールによるものではないかと思いますし、ビハーラなど終末期がん患者のケアについて多少は勉強していたものの、実感が伴っていなかったのでしょう。

ともあれ、私は7月下旬に金沢に帰りました。父の病状はかなり進んでいて、黄疸で黄色くなっていました。結局、父の側で過ごしたのは3日だけでした。亡くなったのは7月25日なのですが、その日になったことには何か不思議な力が働いているような気がします。1つは、私が金沢に戻るのを待ってくれたこと。2つ目は、前日の母の誕生日を外してくれたこと。そして3つ目は、長兄がお寺を継ぐために不可欠である、本山での研修が終わるのを待ってくれたことです。その研修は、途中で帰宅すると無効になってしまうのですが、父が亡くなったのは研修が終わった直後でした。

最期の瞬間を看取ったのは、何故か私だけでした。交替で看病していた母、叔母、2人の兄ではなく、私が1人のときでした。静かにあっけなくそのときは訪れました。享年58歳でした。あらかじめ、心臓マッサージなどの蘇生処置をしないと決めていたのですが、せめて母が到着するまではした方が良かったかなという後悔もあります。葬儀の時に、多くの弔問者が「最期は看取ったの？」と母に訊いていたからです。

看護師さんに手伝ってもらいながら、後から到着した母と叔母と私の3人で、死後の清拭もさせてもらいました。母と叔母は泣いていましたが、私は冷静というか、ショック状態だったのだと思います。

父の死は、私の死生観に大きな影響を与えました。1つは、自分は60歳まで生きないのではないかということです。子どもとしては親と同じような生き方・死に方をするのではないかという思い込みや、どちらかというと暗くて厭世的な私の性格に沿った観念かもしれません。今でも長生きすることにはこだわっていませんが、短命であることにもこだわっていません。阿弥陀さまに「おまかせ」です。もう1つは、死ぬことが怖くなくなったということです。死ねば父に会えると思うと、怖くはありません。ただし、早死にしたいという意味ではありません。

5 結婚

父の死後、お盆が過ぎてから仙台に戻りました。

9月になると、留学生を支えるボランティアグループで出会った友人たちが、合コンのようなパーティを開きました。パーティの目的はかなり複合的だったようですが、そこで妻と出会いました。話しやすい人、という印象でした。交際が始まったのは翌年の2月ですが、3月にはプロポーズしています。父の死から半年しか経っていないのに、という思いも多少はありましたが、何となく父も応援してくれているような気がしていました。

実質1カ月ほどしかお付き合いしていないので、プロポーズをするには迷いもありました。身体障害者施設で入浴介助をしていた方に相談したら、「お互いわからないことがあるといっても、それは結婚してからでもいろいろ出てくるよ。10年経ってもわからないことがある」というアドバイスをいただき、その言葉で決心がつきました。

彼女の自宅に挨拶に行ったときには、緊張していたはずが、お宅に上がると何故か自然体でいられました。義父は私と同じように体格のいい方で、披露宴のときには式場のスタッフが私の実父と勘違いしたぐらいです。義父母は、家族・親戚はもとより、友人・知人との縁を大切にされる方です。先祖を敬う思いも篤く、実の父母とは違う何か日本人の普遍的な感覚を教えてもらったように思います。それに比べると、浄土真宗の教えは祖先崇拝の側面よりも、阿弥陀仏への信仰が強いということも実感しました。見方を変えるならば、お寺に生まれ育った人と、そうでない人の違いかもしれません。

新婚生活が始まったのは博士課程1年の後半からです。それまでの間、両親だけでなく、病気の父の代わりに住職の代理をしてくれた次兄、そして住職を継承した長兄、叔父、叔母はじめ親戚の方々、地元の方々、友人たちには物心両面で支えていただきました。この場をお借りして感謝申し上げます。

6 大学院博士課程

修士論文では仏教の戒律文献に見られる障害者について研究しましたが、博士課程でも同じように文献研究を続けるつもりはありませんでした。文献研究の重要性は認識していますが、私にとってはどうしても現場の仏教、実際の仏教者の生活について研究したいと思っていました。たまたま留学生と出会った縁もあり、バングラデシュの上座仏教徒の宗教生活を調査するべく、現地にフィールドワークに行くことにしました。

私は印度学仏教史学研究室に所属していましたが、フィールドワークの理論や方法についても学ばなくてはいけないので、文化人類学や宗教学の講義や実習にも参加して準備をしました。現地の言葉は方言なので、実質的には事前に学ぶことは困難でした。ある程度英語や「標準」ベンガル語も通じるようなので、その準備をしました。ベンガル語は、留学生との交流のなかで片言ぐらいは話せるようになっていました。東北大学で出会った仏教徒の友人がすでに帰国していたので、彼のつてを頼って現地に入りました。

多くの人が言うように、外国で生活をすると日本のことがよくわかります。今の日本が非常に裕福で、安全で、清潔で、時間に正確で、様々なチャンスに恵まれていることなど、これらは本当に世界に誇るべきことなのだと思います。逆に、今の日本に足りないことについては（自戒を込めて）、自分の時間やモノを分かち合うことが彼の国の人々には遠く及ばないと思います。いみじくも彼らからも聞かれた言葉は、「都会の人たちはケチだ。お客さんが来てもお茶しか出さ

図1　バングラデシュと周辺の地図

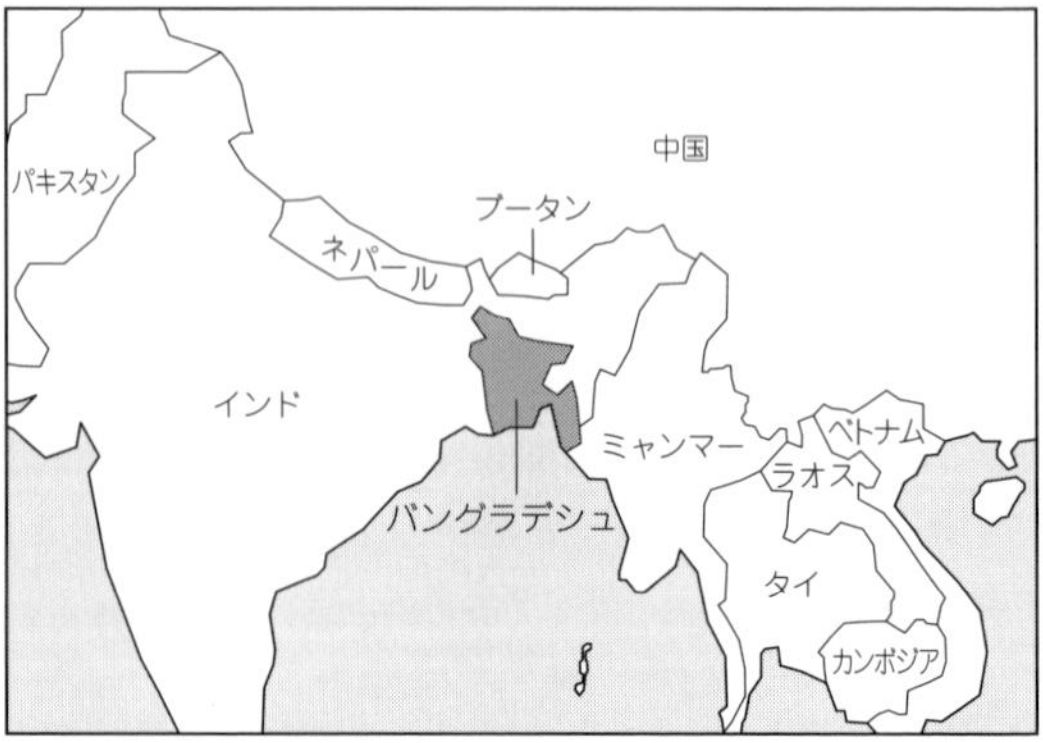

ない。(田舎に住む)自分たちはごちそうも用意するし、家に泊まってほしいと本気で思っている」というもので、私も耳が痛いと感じました。

日本人には苦手な「宗教と政治」というトピックは、バングラデシュでは誰でも頻繁に語っていました。彼らにとっては、「宗教と政治」は死活問題なのです。例えば、現地の仏教徒たちと、深夜にある村の近くを歩いていたとき、「この村はイスラーム原理主義者の村で、武器も持っているからとにかく静かに通り過ぎよう」と言われました。イスラーム政党には穏健派と保守派があり、マイノリティである仏教徒は穏健派を応援しています。私が現地調査をしていた時期は穏健派が与党だったため、仏教徒が排撃される事件を見聞きすることはありませんでしたが、保守派が政権を取ったときには、お寺が襲撃されるという事件も起きました。

また、村はずれのマジャールというイスラームの聖人の廟所の前を通るときには、宗教は関係なく誰もが乗り物を降りて通り過ぎるという習慣があります。これは何かを警戒しているのではなく、純粋に敬意を表している行動だといいます。仏教徒でもイスラーム教徒でも穏健な人たちは同じようなことを言います。それは「私たちはまず人間であり、その次に仏教徒(またはイスラーム教徒)なんだよ。だから人間として尊敬できる人は宗教にかかわらず尊敬するんだ」とい

JCOPY 498-05718

う、アイデンティティに関することでした。また、日常の挨拶においても異なる宗教への敬意を表す場面があります。「こんにちは」を意味する言葉は、イスラーム教徒は世界共通の「アッサラームアレイクム」、それ以外の仏教徒・ヒンドゥー教徒、キリスト教徒は「ノモシュカール」と言って合掌します。彼らはこの挨拶を「相手の宗教に合わせて」するのです。つまり仏教徒がイスラーム教徒に対して「アッサラームアレイクム」と言い、イスラーム教徒は仏教徒に「ノモシュカール」と言って合掌するのです。

7 潰瘍性大腸炎

バングラデシュから一時帰国したとき、珍しく下痢が続いていました。衛生状態が良くないので、水や食べ物には気を遣っていたつもりですが、とうとう赤痢にでもかかったのか、と思い、かかりつけのクリニックに行ったのですが薬を飲んでも改善しません。義理の祖母が通っていた胃腸の専門病院で検査を受けたところ、「今すぐ入院しないと死ぬぞ！」と言われました。潰瘍性大腸炎という初めて聞く病名でした（厚生労働省指定の難病です）。はっきりとした原因はわからないが、主なものとしては西洋化した食事、特に油分と香辛料、そしてストレスだと言われました。バングラデシュでの生活にそのまま当てはまるものでした。

やむなく入院し、できるだけ安静にして、治療薬を飲み、そして粉を水で溶かした栄養剤と水・お茶以外は摂取できない、絶食を続けました。1カ月半ほど入院し、多少は元気になってきたので退屈で仕方ないので、わがままを言って退院して自宅療養を始めました。結局4カ月ほど絶食しました。

固形の食事が解禁されたといっても食事制限があり、脂質、繊維質の多いもの、香辛料、炭酸飲料、アルコールは当分（数カ月から数年）控えるようにと言われました。私は料理を食べるのも作るのも好きな方なので、食事制限は堪えましたが、工夫して作るということは悪くはないものです。食べ物にも病気との相性があるようで、当時は葉物野菜が食べられず、特にとろろ芋を食べると下痢をしやすくなっていました。食事制限もしばらくすると、どの食べ物をどのくらい食べられるのかがわかってきます。控えた方がいいとされている唐揚げや、キムチ、カレーライスなど、少量から初めてだんだんと食べられるようになっていきました。妻も甲斐甲斐しく支えてくれたので、結婚していてよかったと思いましたし、感謝しています。ところが、「患者であること」が長く続くと、自由が奪

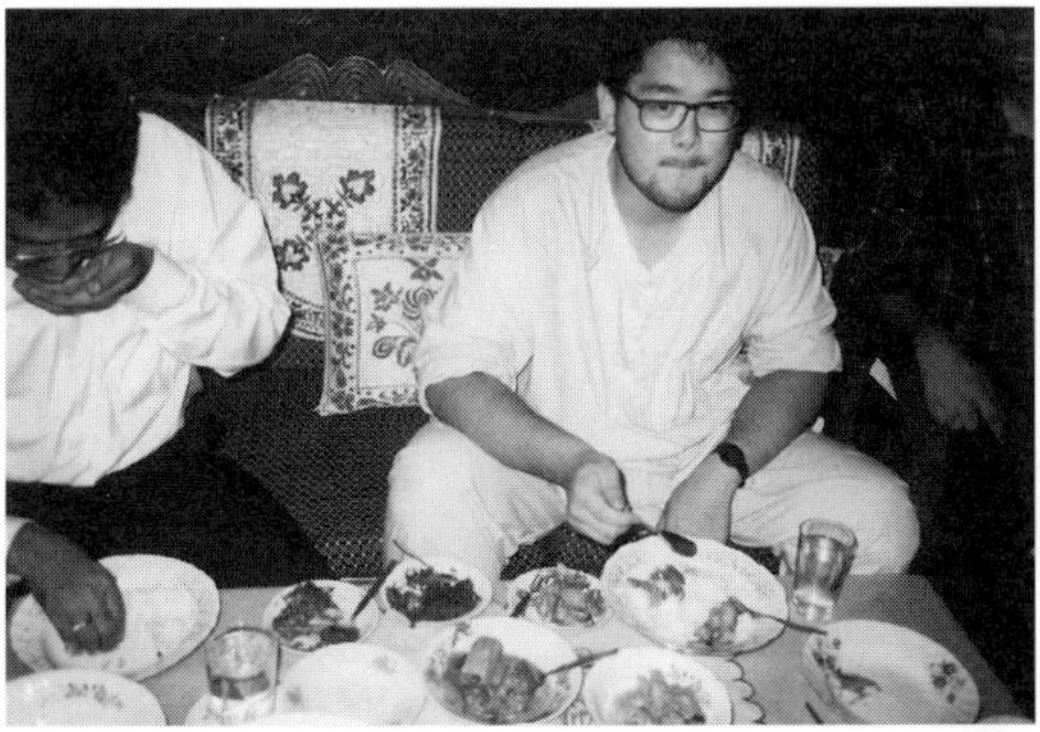

図2　バングラデシュの友人宅でカレーを食べる筆者

われたようでイライラしてしまいます。そうすると妻に当たって、「いつまでも病人扱いするな、自分のことは自分で決める」と怒鳴ってしまうのです。私としては自分のことは自分で管理したいし、その方がストレスが少ないということを、理解して欲しかったのですが、なかなか冷静に説明するのは難しく、結局のところ妻には甘えているのだと思います。

8 長岡西病院ビハーラ病棟

半年ほど療養したことで、1年遅れて博士論文を提出し、無事に大学院修了となりました。論文作成と並行して就職活動もしていたのですが、研究者になれるチャンスはありませんでした。学部生の頃からお世話になっていた田宮仁先生*から、「今のビハーラ僧（韓国出身）が帰国するので、その後釜にどうか」というお話をいただき、とにかく現場に出てみようということになりました。

ビハーラ病棟は、仏教を基礎とした緩和ケア病棟で、病棟内に仏堂があり、僧侶が「ビハーラ僧」として雇用されています。地元のボランティア・ビハーラ僧も十数名が活躍しています。朝晩にお経をあげる時間があり（自由参加）、患者

*田宮仁氏：1985年「仏教ホスピス」に替えて「ビハーラ」を提唱した。現・淑徳大学教授。専門は仏教福祉学。

さんの2割ほどが参加しています。私がいた頃には毎日午後の茶話会の時間があり、ここにも患者さんの3割ほどとご家族が参加して、おしゃべりを楽しんでいました。

ビハーラ僧という仕事は、有給者としては私が4代目でしたが、具体的にどうすればいいのかはほとんどわからないまま働き始めた、というのが実感です。幸いなことに、地元のボランティアのお坊さんたちから何かとサポートをしていただき、病棟スタッフや、患者さん、家族の方々にもよくしていただきました。また、前述した障害者施設でのボランティアの経験も役に立ちました。沢山の出会いと別れがありましたが、最も印象に残っている方の1人は、80代男性のAさんです。

Aさんと初めてお会いしたときは、普通に歩けるほどお元気でしたが、左腕を骨折していました。毎日朝夕の勤行にも参加していました。Aさんは私と同じ浄土真宗でした。左腕が不自由なので、普通のお風呂で看護師さんが少し手伝うということだったようですが、あるときに、「やはり男は男同士で」と、私を入浴介助に指名してくれました。入浴介助はお手ものだったので、看護師さんもOKということで、二つ返事で引き受けました。私は「ご指名を受けた」ことがとても嬉しかったのです。このときはまだ働き始めて1カ月ほどだったと思いますが、これでこの病棟が「自分の職場」になったと実感できました。

その後もAさんとは、ドライブに行くなど様々な交流がありました。なお、ビハーラ病棟では、患者さんが外出したいと言えば即座に対応できるようになっており、この点は特に誇るべき体制だと思います。

Aさんの最期の数日も印象的でした。亡くなる直前の3日間のことです。

—呼吸苦もあって声も出せなくなっていたAさんは、何かを思い出したかのように右手を挙げ、手を前後に振るようなジェスチャーをし始めました。指を4本見せて東西南北を表し、声にならない声を振り絞って、「ま……」と言いました。私は全く理解できず頭を抱えてしまいましたが、そのうちご家族が来て、紙にマジックペンを出してきて字にならない字を書いてもらったところ「マージャン」でした。そういえば、他のボランティアさんがそんな話をしていたそうです。しかし、誰が見てもあと数日しかないという状況で、麻雀が出てくるとは思いもよりませんでした。

介護福祉士が院内にあるリハビリ用の麻雀セットを探し出してくれました。院長が認知症予防に麻雀を奨励していたのです。Aさんは息も絶え絶えの状態で麻雀をしたい、してほしい、と訴えていました。家族も戸惑っていました。少しだけパイを触ってもらい、ジャラジャラとした音を聞いてもらうのが精一杯でした。もっと早く動いていれば、という後悔と、何か善悪の判断のようなものが働いてしまったことを恥じました。

翌日、勤務時間の多くをAさんの病室で過ごしました。ボランティアの僧侶がAさんの耳元で「ナマンダブツ」と念仏を繰り返していました。それに誘発されるように、私もAさんと一緒に称えたお経を唱えたくなりました。Aさんのためでもあり、自分のためでもあり、そして仏堂外の病室でお経を唱えることにも抵抗感がありましたが、それでも一緒に唱えたかったのです。その翌日にAさんは極楽浄土に旅立っていきました。

新聞記者などのインタビューを受けて「辛くないですか?」と尋ねられることが時々ありました。亡くなっていく患者さんとの関係を想定した質問だと思います。Aさんのときは、1週間ほどまともに仕事ができませんでした。初めて仲良くなった患者さんで、その喪失感による悲嘆状態だったのだと思います。しかし、それ以降は死別そのものについては辛いと思うことはありませんでした。お寺に生まれ育ったので、子どもの頃は年に数回、自宅であるお寺で町内の人の葬儀が行われていました(今はほとんどが葬儀会館ですが)。そのためか、死は必然であることを体験的に自覚しているのだと思います。患者さん、ご家族と関わることについて、難しさを感じることはありましたが、辛いということはあまりなかったと思います。それよりも難しいのはスタッフとの関係です。文学部を出て、研究をしてきた世間知らずで、しかも医療という業界とは何の縁もなかったのですから、医療者の思考回路というものを理解するのが一番大変でした。看護師長に叱られることも何度もありました。医療者を悪くいうつもりは微塵もありません。そうではなく、職種が違うために価値観も行動規範も違うということなのです。宗教者がこういった現場に入ろうというときには、お互いにこの点をよく認識しておくべきだと思います。

同じ業務を共有できないビハーラ僧は孤独です。長岡の場合は地元のお坊さんたちが来てくれて、ビハーラ僧ならではの悩みを共有してくれます。全国的にはこのような職種は「チャプレン」「スピリチュアルケアワーカー」「パストラルケアワーカー」などと呼ばれていますが、同時に複数名が雇用されているケースはまれなので、どうしても孤独になりやすいのです。今はインターネットが発達していて、遠くに住む仲間とのコミュニケーションがしやすくなりました。ぜひ、色々な方法を駆使して、お互いを支え合っていただきたいと思いますし、ネットワークを広げていきたいと思います。

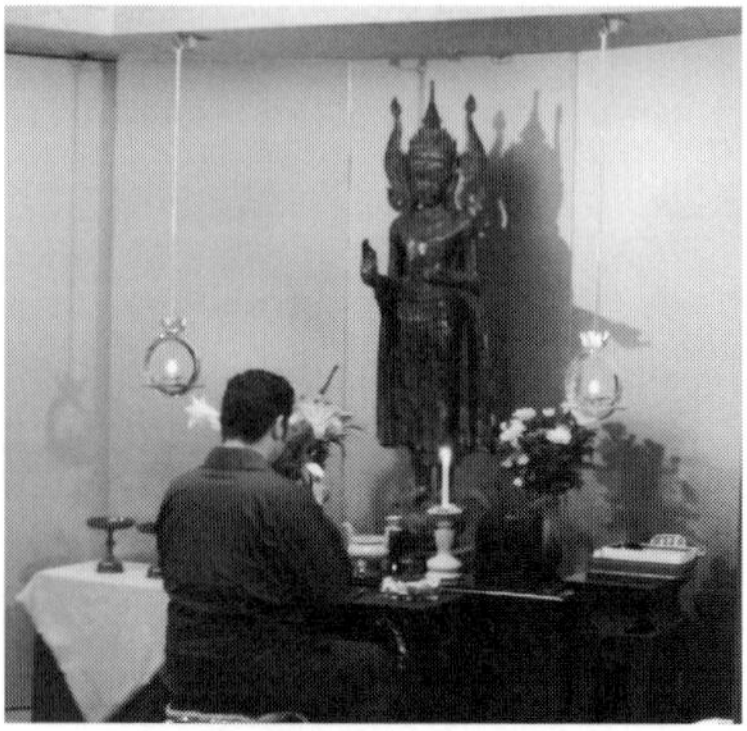

図3　長岡西病院ビハーラ病棟の仏堂（本尊は釈迦菩薩像）

9 大阪で大学教員に

元々、研究職を目指していた私は、不思議なご縁をいただいて大阪の四天王寺国際仏教大学（現・四天王寺大学）の専任講師になることができました。

今も大阪で、僧侶として、また仏教チャプレンとして活躍している大河内大博さん*とは、長岡時代にお会いしていました。一足早く大阪に戻っていた彼と、「坊主バー」*に出かけていったのは２００３年の6月だったと思います。そこで思わぬ出会いがありました。

大阪でも何かビハーラに関する活動をしようと、漠然と思っていたのですが、運良く「坊主バー」の経営者である清史彦さんと出会い、たまたま清さんもビハーラに関心をもっていたということで、現在のNPO法人ビハーラ21の活動が始まりました。私が担当したのは研修に関することで、連続講座、シェアハウスでの実習と会話記録検討会、そして長岡西病院ビハーラ病棟での研修も行いました。

このような研修の基礎を教えていただいたのは、2人のクリスチャンです。窪

＊**大河内大博氏**：出会った当時は法政大学の学生。現在は、上智大学グリーフケア研究所研究員、浄土宗願生寺副住職、市立川西病院臨床スピリチュアルケア・カウンセラー。

＊**坊主バー**：僧侶がバーテンを務めるバー。真宗大谷派瑞興寺住職の清さんが大阪で始め、その後、東京、京都などでも開店された。

寺俊之さん*と、伊藤高章さん*は、すでに日本で本格的なチャプレン教育を実施していましたが、クリスチャンだけでは限界があることをよく理解しており、宗教を越えた協力をしようと考えていたようです。実際、本場の米国では、キリスト教、ユダヤ教、イスラーム、仏教、さらには様々な世界の宗教者がチャプレンの研修を受けています。

窪寺さんと伊藤さんに誘われ、仏教者である鍋島直樹さん*にもご協力いただいて、臨床スピリチュアルケア協会*を立ち上げたのは２００５年４月でした。チャプレン教育のスーパーヴァイザーとしての研修をしていただき、２００９年９月には、正式にスーパーヴァイザーとして承認をいただきました。これは私にとって、運転免許以外で初めての「資格」でした。

２００９年４月に、聖トマス大学日本グリーフケア研究所*が設立されることになり、私は主任研究員に就任しました。ここでのグリーフケアワーカー養成講座のプログラムは、伊藤さんの原案に基づいています。すでに、ビハーラ21や臨床スピリチュアルケア協会で研修プログラムを何度も作ってきましたが、大学でのプログラムはこれが初めてでした。残念ながら同大学は経営破綻し、研究所とスタッフは翌年に上智大学に引き継がれることになりましたが、私はその間のさまざまな濁流に呑み込まれ、疲れ切っていました。

***窪寺俊之氏**：出会った当時は関西学院大学教授、現在は聖学院大学教授。専門はスピリチュアルケア学、死生学、牧会学。

***伊藤高章氏**：出会った当時は桃山学院大学助教授、現在は上智大学教授。専門はキリスト教史、スピリチュアルケア学。

***鍋島直樹氏**：龍谷大学教授。専門は真宗学、生命倫理学。

***臨床スピリチュアルケア協会**：米国のチャプレン養成の方法に準拠したプログラムを提供する任意団体。日本スピリチュアルケア学会資格制度の認定を受けている。

***聖トマス大学日本グリーフケア研究所**：現在の上智大学グリーフケア研究所の前身。２００９年４月にＪＲ西日本の寄付を受けて設立された研究所。聖トマス大学の経営破綻により、２０１０年４月には上智大学に移管された。

ある日突然、仕事が全く手につかなくなり、もしやと思ってインターネット上の「うつ病」診断をいくつも試してみました。軽度から重度まで、さまざまな判定がでました。その3日後には、明らかに歩くスピードが遅くなっていたので、認めざるを得ませんでした。うつについては多少の知識があり、比較的早期発見、早期治療開始できたと思いますが、それでも、病気を自分で受け入れるには時間がかかりました。その後、数カ月間のことはあまり記憶していません。

10 仙台へ

東日本大震災が起きた頃には、少しは体調が回復していましたが、とても仕事ができるような状態ではありませんでした。大阪は震度3だったのですが、車で移動中なので全く気付かず、お店に入ってから、「クレジットカードが使えません」というアナウンスが何度もあり、「東京で何かあったのかな」と思っていました。自宅に帰ってテレビをつけると、津波の映像が流れていました。

翌月に引越をすることになっていたので、3月は全く動けず、浄土真宗本願寺派*の友人を通じて、仙台別院での活動のお手伝いをすることになり、ようやく

*浄土真宗本願寺派：親鸞を開祖とする浄土真宗の宗派。本山は京都の西本願寺。

仙台に行くことができたのは4月12日でした。4月14日に初めて被災地に入り、衝撃を受けました。まるで爆弾が落ちたのではないかという、破壊され尽くした風景が、延々と続いていました。陸前高田市では、すでに自衛隊による瓦礫の撤去作業が始まっていました。荒涼とした風景に、体が震えました。市内に車を止めて、河原で読経しましたが、亡くなった方々のためというよりは、自分を保ち、落ち着かせるためでもあったように思います。

仙台別院で出会ったリーダーからは、「医療と宗教のネットワーク作り」という課題をいただいていました。その実現のためには超宗派・超宗教の宗教者の集まりが必須だと判断し、いくつかの教団に問い合わせてみましたが、被災した信者・檀家、地元の人たちへの対応で精一杯で、それどころではないという反応でした。やむを得ないことだと思いました。そうこうしているうちに、たまたま宗教者が宗派を超えて協力しているという新聞記事を見つけ、代表者に会いに行きました。この出会いが、「心の相談室」*との関わりの始まりであり、東北大学実践宗教学寄附講座につながっていきます。詳しくは、後で述べたいと思います。

金沢、仙台、（バングラデシュ）、長岡、大阪、仙台と移り住んできましたが、そこでの経験はすべて今の臨床宗教師研修につながっています。特に、グリーフ

＊**心の相談室**：東日本大震災の被災者支援を目的に、主に宮城県内の宗教者（神職、僧侶、牧師など）によって設立された任意団体。初代室長は故・岡部健医師、事務局は東北大学宗教学研究室に置かれる。

ケア研究所の移管と、過労によるうつ病、退職、そして東日本大震災、たった2年間の間に激変が起きて、今の私がいます。これは不思議としか言いようがありません。そして、ここに至るまでに関わった様々な宗教者とのご縁を思うと、阿弥陀仏と神様が、見えない世界で協力しているのではないかと思うのです。今を生かされていることに感謝し、与えられた課題を全うすること、それしかありません。

1章　臨床宗教師のモデル

チャプレン

宗教者は「心のケア」の担い手の一種です。信者や檀家、そしてその宗教に親近感を持つ人に対して、昔から心のケアを提供してきました。そのケアを、寺社教会の枠を越えて提供するのがチャプレンです。例えば、戦場で戦う兵士のために、長期間地元を離れて大学で学ぶ学生のために、病気などの理由で地元の教会に通うことのできない人たちのために、チャプレンは儀式を行い、相談に応じてきました。

チャプレンとは「チャペル守」という意味です。チャペルというと、日本ではホテル内の結婚式場というイメージがありますが、本来は教会よりも規模の小さいキリスト教の礼拝所のことです。王宮、空港、学校、病院、刑務所などにチャペルがあり、その担当者がチャプレンです。4世紀の聖マルタの物語がその起源だと言われています。

フランスの兵士だったマルタは寒さに震えている乞食を見かねて、自分のマント（ラテン語でカッパ）を半分に切って、乞食に与えた。その夜マルタは、夢の中でキリストに会った。キリストは乞食に与えたはずの半分のマントを着ていた。この夢を見たマルタは信仰に目覚め、聖職者となった。マルタの「カッパ」は聖なる遺物となり、戦場で奉仕する聖職者をラテン語で「カペラニ」、フランス語で「チャプラン」と呼ばれるようになった。

このような伝統があるため、国内ではキリスト者には知られていますが、仏教者など他の宗教者にはあまり知られていないでしょう。

欧米各国やその影響を強く受けた地域では、キリスト者を中心に医療・福祉施設（ホスピスや精神科を含む）、軍隊、警察、消防、刑務所、学校、さらには企業やスポーツ分野などでチャプレンが活躍しています。対象は患者・家族、収監者、学生だけではなく、そこで働く職員・スタッフも含まれています。むしろ命がけで働く職員・隊員のためにチャプレンは必要とされています。災害時には、その地域の宗教者がボランティアのチャプレンとして地域の人々に安心を与え、軍や警察などと協力して被災者や支援者のケアに従事します。宗教者と公的機関との連携が困難なわが国では想像もつかないことかもしれません。

また、チャプレンは自分が所属する宗派・教派以外の儀礼についても学んでいます。私は真宗大谷派の僧籍を持っていますが、東日本大震災後の支援活動を始めるにあたって、曹洞宗、浄土宗、日蓮宗、真言宗豊山派の簡単なお経を友人た

図4　ペンシルヴァニア大学病院のチャプレンたち

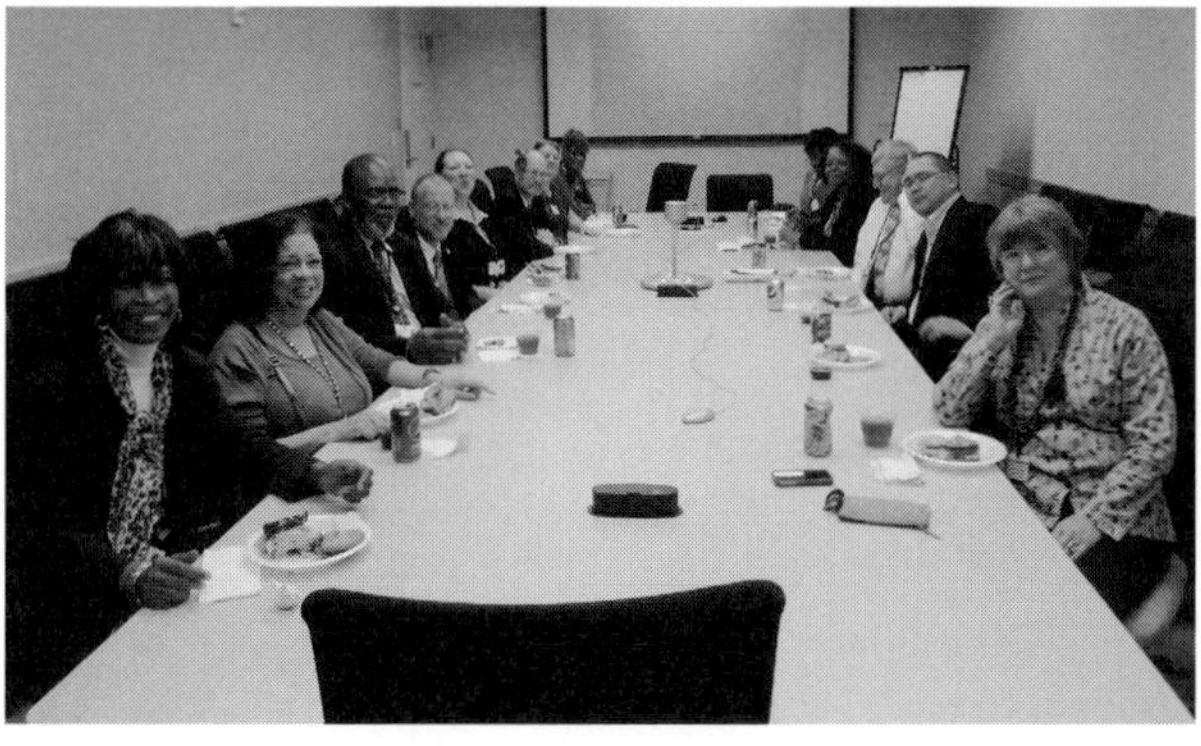

ちから教えていただきました*。それは多様な信仰者に1人で対応しなければならない状況があり得ると想像したからです。

ホスピス・緩和ケアに従事する医療者の方々は、チャプレンという専門職について名前ぐらいは聞いたことがある、という人が多いと思われます。1970年代に日本でホスピス運動が始まってから、死の不安などに対応する「スピリチュアルケア」の必要性が訴えられ、その役割がチャプレンなど宗教者に期待されてきました。必ずしもその期待に応えてこられたとは思えませんが、今でも期待する声は絶えません。

日本を代表とする宗教といえば、神道と仏教です。神道は死を穢れとするために、ホスピスなどの死の臨床に関わることに積極的ではありませんが、仏教は「葬式仏教」といわれるように死の臨床に積極的に関わってきた歴史があります。その歴史を踏まえて提唱されたのが、仏教版ホスピスとしての「ビハーラ」です。

*日本仏教の諸宗派で、共通して読経できる経典はない。例えば『般若心経』は多くの宗派で読まれるが、浄土真宗と日蓮宗・法華宗では用いられない。

コラム

■日本仏教史概観

日本の仏教史について、古代から近代まで概観します。

仏教は飛鳥時代に日本に伝来し、聖徳太子によって庇護されました。四天王寺や法隆寺などを建立した聖徳太子は「和国の教主」と呼ばれます。奈良時代には聖武天皇が東大寺（全国の国分寺の総本山）を建立するなど、国家鎮護のために役立つものと見なされました。現在まで続く華厳宗（東大寺）、法相宗（薬師寺）、律宗（唐招提寺）は、当時は宗派というよりは学派という存在でした。

平安時代初期には最澄が天台宗、空海が真言宗を興します。天台宗は、法華・浄土・禅・密教を兼学する、いわば総合大学のような存在でした。真言宗は密教を専門としますが、後に浄土教を取り入れた新義真言宗（智山派、豊山派）が分派します。平安時代には、宗派を超えて浄土教が普及します。

平安時代末期から鎌倉時代にかけて、さらに諸宗が勃興します。浄土系では法然の浄土宗、親鸞の浄土真宗、一遍の時宗、禅系（禅宗）では栄西の臨済宗、道元の曹洞宗、法華系では日蓮の日蓮宗がよく知られますが、彼らはいずれも天台宗の系統です（一遍はすでに成立していた浄土宗出身）。

これらのいわゆる「鎌倉新仏教」の諸教団は、鎌倉時代後半から室町時代にかけて組織が整うようになり、徐々に民間にも浸透し、葬儀を専らとするようになります。江戸時代になって、幕府が寺檀制度を施行することにより、お寺と檀家が固定されるようになりました。葬式仏教の基礎はこの時代に作られたと言えます。一方で、神仏習合と呼ばれる「神道と仏教の融合」は維持されました。今でも「神宮寺」というお寺や、お寺の中に鳥居を見かけることがありますが、神仏習合の名残です。

明治維新後に神仏分離令が発布されると、各地で廃仏毀釈が行われました。完全に実行されたわけではありませんが、神道と仏教は強制的に分離させられました。戦時中には戦苦境に立たされた仏教界は、政府の方針に妥協せざるを得なくなり、争協力をしていくことになります。

2 ビハーラ僧

「ビハーラ」は「寺院、休息の場所」を意味するサンスクリット語です。1985年に田宮仁先生が「仏教ホスピス」の代替語として提唱し、「仏教を基礎としたターミナルケア及びその場所」を指すようになりました。ビハーラの出発点はターミナルケアでしたが、その後徐々に高齢者福祉、障害者福祉、児童福祉、心理的援助などに展開しています。

仏教僧の戒律を記した『律蔵』*に、ビハーラの源泉がみられます。紀元前5世紀前後とされる釈尊在世時の仏教僧は、僧院や町はずれの園林などで共同生活を送っていました。あるとき釈尊（お釈迦様）は、胃腸を患って大小便まみれになって臥せっていた僧侶を見つけて、自ら彼の体を洗い清めて看病しました。その後、周辺にいた僧侶たちを集めて事情を尋ねたところ、彼は普段から他の僧侶たちの世話をしなかったので、彼が病に臥せったことを知っていながら誰も看病

*律蔵：出家生活を送る修行僧のための規範と罰則をまとめたもの。例えば殺人を犯した場合には、教団から追放処分になる。この典籍の中に、修行者同士の看病に関する記載がある。

しなかったとわかりました。そこで釈尊は次のように述べました。

私（＝釈尊）に仕えようと思う者は、病人に仕えなさい。

出家者である僧侶には身寄りがないのだから、困ったときにはお互いに助け合いなさい、という教示であり、これによって教団内での看病が奨励されました。ちなみに、ここで「仕える」と訳した動詞は、「世話する」「看病する」「看護する」と訳すこともできます。

インドでは紀元前後頃から僧院が巡礼者のための宿泊所を設置するようになり、大規模僧院には地域住民のための医療・福祉・教育施設が設けられるようになりました。釈尊在世時に建立された祇園精舎*には、後代になって看取りのための「無常院」を含めた医療施設が設けられています[i]。ちなみに、「ホスピス*」はエルサレムへの巡礼者のために、教会に付設された施設であり、近代になって「終末期患者のための施設」とされたものです。

国内に目を移せば、聖徳太子が建立した四天王寺には敬田院・悲田院・療病院・施薬院の四箇院が設置されたとされます。現代社会に当てはめるならば、敬田院は僧侶養成学校、悲田院は社会福祉施設、療病院は病院、施薬院は診療所・製薬所ということになります。僧侶を含む身寄りのない人たちのための施設であるため、看取りも行われたであろうことが想像に難くありません。

＊祇園精舎：「祇受」（Jeta）王子が所有していた「園林」（bana）が「給孤独」氏の働きかけによって僧院になった場所で、釈尊在世時に成立したと言われる最古の僧院の1つ。日本では「祇園」という神仏習合的な神様が祀られたことにより、神道との関わりで用いられることが多いが、東南アジアなど上座仏教圏では、各地にJetabana Viharaというお寺がある。

i 田宮　仁：「ビハーラ」の提唱と展開，淑徳大学総合福祉学部研究叢書25．学文社，2007，5頁．

＊ホスピスの歴史：岡村昭彦。定本ホスピスへの遠い道。春秋社，1999 に詳しい。

奈良時代から平安時代にかけて、仏教は貴族を中心にして徐々に浸透していき、僧侶は病や死の場面に関わるようになります。『往生要集』を著した源信*は、「二十五三昧会」という看取りのための互助組織を主宰しました。会員を看取るだけでなく、死者となっても何らかの形で生者との連絡を取ろうとする意図をもっていました。浄土宗の中興の祖とされる良忠*は、介護方法を含めた看取りのマニュアル『看病御用心』を著しています。真言宗、日蓮宗、禅宗にも看取りの伝統があり、国内各所で臨終行儀は行われてきたようですが、戦後になってから徐々にその伝統が絶えてしまいました[ii]。

このような仏教僧の役割を、近代ホスピスに活かそうとしたのが「ビハーラ僧」です。チャプレンもビハーラ僧も、それぞれの宗教的伝統に起源を持ち、奉仕の精神を体現した存在です。現代的語意に当てはめれば、心のケアの担い手ということになりますが、その精神には宗教的な深く温かい祈りや願いが込められているのです。

***源信**（げんしん）：平安時代中期の天台宗の僧侶。

***良忠**（りょうちゅう）：鎌倉時代中期の僧侶で、浄土宗の第3祖。

ii 神居文彰，田宮 仁，長谷川匡俊，藤腹明子．臨終行儀．日本的ターミナル・ケアの原点．渓水社．1993．

3 「心の相談室」

国内では、チャプレン・ビハーラ僧というと、ホスピス・緩和ケアでの活動というイメージが強いかもしれません。国内でこの専門職が注目されるようになった経緯を考えてみれば、自然な流れであるといえます。しかし、元々は兵士のため、病人のため、学生のために働く聖職者であり、特定の分野に限定してしまうのは、もったいないように思えないでしょうか。

東日本大震災の被災者支援活動では、チャプレン・ビハーラ僧、そしてこのような名称を名乗らない僧侶、神職、牧師、神父なども様々な形で活動してきました。寺社教会が避難所として活用されたケースも数多く報告されました。

その一例として仙台の「心の相談室」の活動を紹介したいと思います。

東日本大震災が発生した2011年3月11日から4日後、浄土宗住職で仙台仏教会事務局長の中村瑞貴師は、仙台市営斎場の職員に読経ボランティアの活動を提案しました。津波により沿岸部の被害は壊滅的であり、僧侶など宗教者も被災し、読経も祈りもない火葬が繰り返されていたからです。この活動には、仙台キリスト教連合、宮城県宗教法人連絡協議会も協力することになりました。斎場1階では読経ボランティア、2階にはよろず相談を受け付ける「心の相談室」のコーナーが開設されました。

市当局との取り決めにより、この活動は4月末までとなっていました。しかし、人々の苦悩が短期間で晴れることがないことは容易に想像されるため、活動の継続が模索されました。そこで、様々な宗教者が医療者、グリーフケアの専門家、宗教学者と協力して「弔いとグリーフケア」を目的とした新生「心の相談室」が5月に設立されました。事務局は東北大学文学研究科宗教学研究室に置かれ、室長は地元の在宅緩和ケア医である岡部健医師が務めることになりました。岡部医院では以前からチャプレンがスタッフとして雇用されており、岡部医師はチャプレンの意義についてもよく理解していたからです。「心の相談室」は、電話相談、移動傾聴喫茶 Café de Monk*、「心のメッセージ」を届けるラジオ版 Café de Monk（FM 放送番組）、超宗教の弔いが実施されています。そして現地でのチャプレン養成についても積極的に関与し、その結果開設されたのが、東北大学の実践宗教学寄附講座です。

彼らの活動は「チャプレン行動規範」に則っています（後に「臨床宗教師倫理綱領」に改編）。そこには守秘義務、所属組織の規律遵守、宗教間協力、自己成

＊Café de Monk：「カフェで、モンク（僧侶）が文句を聴いて、悶苦します」という意味を込めているため「カフェ・デ・モンク」と呼ぶ。2011年5月より現在まで、避難所、仮設住宅、復興支援住宅などで不定期に開催されている傾聴移動喫茶。熊本、関西、京都、大垣などでも「のれん分け」されたカフェが開催されている。

長について述べられており、最も重要なのは「チャプレン自身の信仰や価値観を相手に押しつけないこと」です。

4　宗教協力

「チャプレン自身の信仰や価値観を相手に押しつけないこと」を具体的に担保する方法の1つに、宗教協力があります。「心の相談室」の活動でも、このことが実際に行われてきました。例えば傾聴活動で、僧侶が対応しているときに「牧師さんと話したい」というリクエストがあれば、できるだけ迅速に牧師を紹介します。身元不明者遺骨の前で、毎月11日に実施されている弔いは、僧侶、神職、牧師などが月替わりで担当しています。そのときの担当者が神職だった場合でも、参列者には僧侶も牧師もいます。神職の祝詞の後、参列していた僧侶が短い読経をしたり、牧師が短く祈りを捧げる、といった光景が繰り広げられています。これは、宗教者同士、互いに敬意を払い、必要に応じて協力するという姿勢を具体的に行動として表している、比較的珍しい事例です。

傾聴移動喫茶カフェ・デ・モンクがたびたび開催されている石巻市*では、こ

図5　東日本大震災一周忌の追悼行脚（僧侶と牧師）

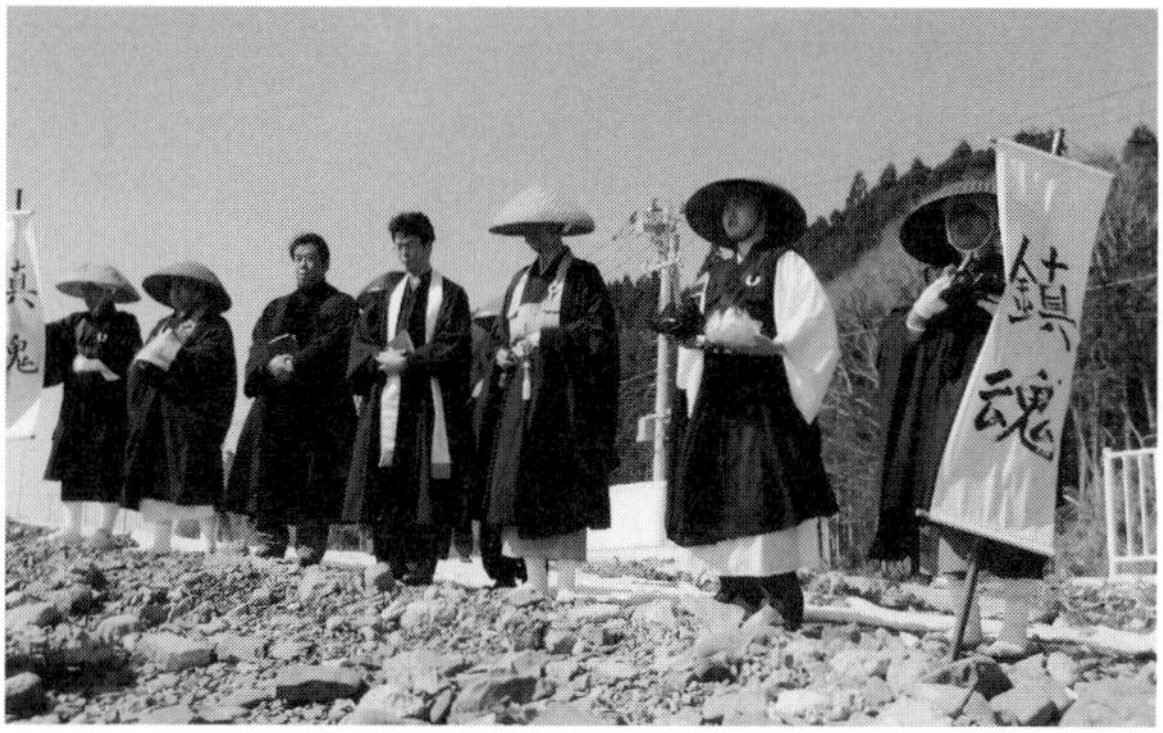

*石巻市：宮城県内の第2の都市。沿岸部は東日本大震災で甚大な津波被害を受けた。

JCOPY 498-05718

のような市民の声を聴いたことがあります。「カフェ・デ・モンクって、お坊さんがやってるんだけど、ときどき牧師さんもいるみたいだね。そこが面白いんだよね」と。宗教に馴染みのない人たちにとって、宗教団体はお互いに対立しているというイメージがあるようですが、「心の相談室」の活動は、むしろその垣根を取り払い、協力する姿を具体的に現しています。その姿は「誰でも、違いをこえて協力できる」というメッセージになっているのではないでしょうか。

また、仙台市斎場での事例のように、宗教協力が政教分離原則の壁を超えることもできます。憲法89条では、「特定の」宗教団体と結合すること、そしてその宗教団体の「利益に」なることが問題とされています。そして憲法20条では信教の自由が保証されています。この問題は様々な解釈が可能ですが、少なくとも、宗教協力によって地方公共団体と連携できるということは、仙台市での事例からも明らかです[iii]。このことは、行政関係者だけでなく、宗教関係者にも理解してほしいです。

「心のケア」のためにも、具体的な宗教協力は必要です。1人のチャプレン・ビハーラ僧が出会う人は多種多様であり、自分と同じ教団に属する人に出会う可能性は低いのです。むしろ、異なる教団に属する人や、「無宗教」を自認する人に出会う可能性の方が高いでしょう。たとえばビハーラ僧が天理教信者に出会

iii 谷山洋三．9章 震災と慰霊．In：似田貝香門，吉原直樹，編．震災と市民2 支援とケア．東京大学出版会．2015，197-214頁

い、その方が天理教の指導者に会いたいのであれば、そのお手伝いをすることはビハーラ僧の仕事です。もしくは、「無宗教」だった人が神父に会いたい、と言うのであれば、その手配をするのもビハーラ僧の仕事です。布教伝道を目的にしていないから、このような行動ができるのです。

5 臨床宗教師の提唱

これまで、チャプレンやビハーラ僧といった呼称が用いられてきました。しかし、このようなカタカナ語では、その内実を容易には理解することができません。そこで、漢字で表現するよう提唱したのが、「心の相談室」室長を務めていた岡部医師です。

東北大学大学院文学研究科に実践宗教学寄附講座が開設される半年以上前に、「心の相談室」の実務者会議でチャプレンの日本語訳について議論がなされました。ポイントは「宗教」という単語を入れるか入れないか、という点でした。岡部医師は「宗教者なのだから、隠さずに、堂々と宗教を名乗るべきだ」と主張し、「臨床宗教師」という新しい言葉が生まれました。結果的には「臨床心理士」と

図6 福島県内の寺院でのカフェ・デ・モンク

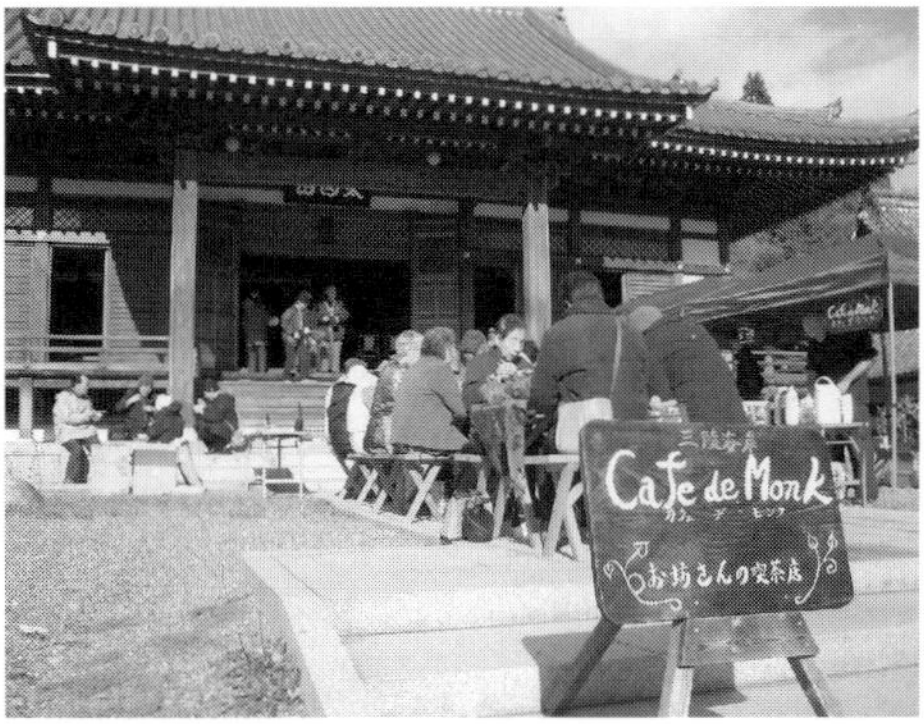

同じような語感であり、「心のケアをする宗教者」という連想が容易です。

提唱されてからまだ4年ほどしか経っていませんが、メディアでたびたび紹介されているため、チャプレン、ビハーラ、ホスピス、緩和ケア、さらに在宅ケア、宗教界にもある程度認知されるようになってきています。

次章以降では、臨床宗教師の役割、ケア内容、教育方法や可能性について考えていることをお伝えします。なお、本稿の内容は、必ずしも東北大学実践宗教学寄附講座としての公式見解ではなく、私個人の見解としてお読みください。

2章　生活の中にある心のケア

グリーフケア

宗教者が伝統的に担ってきた心のケアと言えば、グリーフケアです。悲嘆を抱えた本人が自分で悲嘆を乗り越えようとすることを「グリーフワーク」「モーニングワーク」「喪の作業」と呼びます。このような作業を支えることが「グリーフケア」です。

グリーフ（悲嘆）は、様々な喪失体験から生じます。死別は代表的な喪失体験であり、財産、仕事、生活環境、地位、自尊心、健康など様々な喪失体験によって生じます。このような喪失体験によって悲嘆を抱えること自体は、誰もが経験することで、自然なことであり、必ずしも病的ではありません。しかし、悲嘆によって生活が困難になることもあるので、周囲のサポートが必要になる場合があります。

近親者を亡くした場合、忌引きという公休の制度があります。実際に、葬儀の前後に様々な儀礼や手続きなどを行わなくてはならないため、職場や学校に行く時間がないということもありますが、関係の近い人を亡くしたときには仕事も勉強も手につかなくなってしまうし、業務によってはかえって危険になるかもしれません。そのためにも公休の制度には意味があります。また、一家の大黒柱が亡くなった場合には経済的に困窮してしまいます。授業料などの減免や、遺族年金などもサポートになります。犯罪被害者給付金制度のように、死亡状況によっては公的な給付を受けられることもあります。

葬儀・告別式などの宗教的儀礼も、直接間接に遺族の支援になりえます。弔問者による温かい言葉だけでなく、儀礼的関係を超えて具体的な困窮状況に対する支援の申し出のきっかけになることもあります。宗教的には、亡くした人を哀悼・慰霊し、死後の安定的状態（成仏、往生、帰幽、召天）を保証する意味があり、そのことは遺族の心の安定にもつながります。後で詳述するように、葬儀後においても親戚や友人が集う場をもつという慣習が、グリーフケアの装置になるといわれています。ただし、親族や弔問者や宗教者などによる配慮にかけた一言が、遺族の心を傷つけることもあります。また、心の整理がつかずに、慣習どおりに法事や納骨などを実施することに抵抗感がある、という遺族がいることも留意しておかねばなりません。

家族や近所の人たちの気遣いも、遺族を支えることができます。悲嘆により一時的に家事ができなくなることがありますが、そのときには食事の差し入れや、家事を手伝うことが支えになります。押し付けがましくない手紙を送ることも支えになるでしょう。大家族や村落社会が機能している場合は、同じ体験をした「先輩」から慰められることもあるかもしれませんが、人間関係が希薄な社会においては、そのような「先輩」に出会うことは難しいようです。このような社会の変化によって、第三者によるグリーフケアの必要性が浮かび上がってきています。

2 読経

宗教者が担ってきたグリーフケアには、独特の方法が含まれています。カウンセリング的な関わりもありますが、宗教者にしかできない方法があります。僧侶を例にするならば、それは読経とお茶飲みです。

東日本大震災後の僧侶の活動を調査[iv]して確認できたことですが、やはり読経を含む儀礼には癒しの力があります。瓦礫が散乱する被災地を行脚した僧侶の姿は様々なメディアで報道されましたが、その僧侶に向かって手を合わせていた被災者の姿もまた印象的でした。私自身も僧侶として10カ所以上の遺体安置所を訪

iv Yozo Taniyama and Carl B. Becker. Religious Care by Zen Buddhist Monks: A Response to Criticism of "Funeral Buddhism". Journal of Religion & Spirituality in Social Work: Social Thought. 2014; 33: 1-12. (published online)

問し、遺体や祭壇の前で読経しました。遺体安置所の管理者は、警察か消防などの公務員ですが、読経に赴いた私を多くの公務員が歓迎してくれましたし、深い感謝もいただきました。悲惨な状況を目の当たりにし、なんとか弔ってあげたいという人間としての自然な感情を、読経という行為を通してケアしたのだと実感しました。

余談ですが、私はかつて長岡西病院ビハーラ病棟のビハーラ僧として勤務していた頃には、これほど深い感謝をいただいたことはありませんでしたし、読経がケアになるということにもあまり注意を払っていませんでした。ビハーラ僧として、宗教的なことを押しつけてはいけない、という倫理を強く意識しすぎるあまり、宗教のもつ力をよく理解していなかったと反省しています。

閑話休題。読経をする機会といえば、お通夜、葬儀・告別式、法事、月忌参りなどが想像できるでしょう。私自身の僧侶としての拙い経験から、葬儀の一連の儀礼におけるクライマックスは、ご遺体を荼毘に付す場面だと思っていました。実際に、お棺を釜に入れる直前の遺族の様子と、お骨になって対面したときの様子に大きな変化が生じるケースが多くみられました。

しかし、そうではないという体験を被災地の僧侶たちから聞くことができました。震災時は同時に多くの方が亡くなったため、まずはご遺体を荼毘に付して焼骨にし、葬儀は数週間から数カ月後に執り行われました。通常の葬儀とは異なり、葬儀と火葬の順番が違うだけでなく、その間にかなり長い時間を要しました。僧侶たちによると、「葬儀をしてようやく遺族たちは落ち着いたように見えた」そうです。

その理由はおそらくこのように考えられます。葬儀という一連の儀礼のなかで、宮城県に多い曹洞宗の場合は、「引導を渡す」という儀礼があります。ここには、亡くなった人を仏弟子にして、さらに仏の世界に送るという意味があります。遺族や参列者たちは、その場面に「成仏させる儀式」という意味づけをします。亡き人を成仏させることは、遺族の念願といえるでしょう。もし成仏しなければ、極端な場合には幽霊として迷い出てしまうかもしれません。逆に成仏していれば、この世に生きる人たちを守ってくれる存在になります。このように信じている人たちにとっては、葬儀をすることは成仏が保証される大切な儀式だということになるのです。

病気や老いによって、長期間療養生活を送ってから亡くなる場合と異なり、津波で亡くなるということは災害事故です。このような事故死の場合は、遺族には納得できない思いが強く、亡くなった本人に思い残すことがたくさんあり、もしくは恨んでいるのではないか、と想像しやすくなります。そのように想像してしまうと、「成仏しないのではないか」という不安が、遺族の側に生じやすいのでしょう。実際に幽霊はいるのかどうか、という議論はさておき、遺族としてはそのような不安に駆られやすいと思われます。

そのような状況で、僧侶が読経をすると、成仏してくれると信じやすくなるでしょう。葬儀の後でもこのような不安が継続することがあり、その後の七日参り、四十九日、百カ日、月忌参りなど法事を続けることによって、徐々に成仏を信じるようになっていきます。遺族の心情によっては数年、数十年かかることもあるかもしれません。「成仏を信じる」ことは、亡き人の「霊魂」の状況を心配しているだけでなく、この世に生きる遺族自身の生活にも関わっているのです。

このような信仰の典型例は、菅原道真にまつわる御霊信仰です。京から太宰府に左遷され、恨みのうちに亡くなったとされ、その後に京に様々な厄災が生じたために、その「怨霊」が鎮められ、学問の神様として祀られるようになりました。祖先崇拝にも同じような構造があり、きちんとお参りをしていれば「先祖が守ってくれる」が、そうでないと「先祖が祟る」と言われます。それを利用して、原価100円の壺を数万円で売りつけるような悪徳商売もあるほどで、それだけ御霊信仰や祖先崇拝は日本人の宗教観として重要だといえるでしょう。

3 お茶飲み

宮城県では「おちゃっこのみ」といいますが、東日本大震災の被災者支援で、様々な団体がこの文化を活用して、サロン活動や医療福祉の支援活動を行ってきました。傾聴移動喫茶カフェ・デ・モンクもその好例です。震災後1年目、2年目ぐらいまでは具体的な悲嘆や、困りごとがお話の内容として多かったのですが、3年目を過ぎた頃からは、宗教者とお話をすること自体が目的であるかのようなケースが多くなったように思えます。話の内容は日常会話に過ぎないのですが、お菓子を食べて、お茶を飲んで、お話をするということだけで、満足されているような様子が伺えました。

これも僧侶たちを対象とした調査でわかってきたことですが、「お坊さんが自宅に来ること」自体が檀家さんにとっては「有り難い」こと、つまり「滅多になくて、嬉しい」ことのようで、「癒やされる」ようだということが、僧侶自身の若干の驚きを交えて語られました。概して宮城県では、僧侶が毎月の命日に檀家宅の仏壇前でお参りをするという、月忌参りの習慣がありません。僧侶が檀家宅を訪れるのは、お盆の棚経のときと、場合によっては正月のお札配りのときぐらいです。そのような土地柄だからこそ、僧侶が僧衣をまとって檀家宅を訪れる機会は「有り難い」のです。

震災で本堂が全壊となったため、やむなく法事を檀家宅で行ったというケース。また、自死遺族のために何かできないかと思い、月忌参りを導入してみたというケース。どちらも主な目的は読経（供養）ですが、そこにはお茶飲みが付随します。檀家さんとしては「有り難い」和尚さんをお迎えして、短い時間でも「聖なる存在」を独占できる希有な機会となるのです。

喩えが適切かどうかわかりませんが、被災地を慰問するのが大臣の場合と、皇族の場合には「有り難み」が違うことが容易に想像できるでしょう。それと似たようなことなのではないでしょうか。

つまり、このお茶飲みには、宗教者という特別な存在が不可欠なのです。もしかしたら、お茶もお菓子も不要なのかもしれません。とにもかくにも宗教者と独占的に時間を共有することだけで、宗教者を敬愛している人たちにとってはとても嬉しい時間になるといえるでしょう。

4 慈愛のある対応

災害や死別に限らず、人生には不幸なできごとが起こり得ます。仏教用語の「苦*」は、「思い通りにいかないこと」を含意していますが、そのような苦を経験したことのない人はいません。人間には欲望があり、なんでも思い通りになってほしいと思うのが人情です。しかし、残念ながらいつも思い通りになるとは限らないからです。

親しい人、優しい人は、苦しんでいる人を放ってはおけない。泣きわめいている赤ん坊をあやすように、何があったのか尋ね、想像し、苦しみを分かち合おうとする。そのような慈愛のある対応こそが、心のケアの基本です。スキルやテクニックは二の次であり、まず、慈愛、愛情、友情、慈しみ、愛こそが不可欠です。何も特別なことをしようとするのではありません。目の前にいる人が、自分に関係のある人であれば放置できないように、赤の他人であっても、自分にとって大切な人だと思うこと、それさえできればケアの基礎ができているといえます。

その反対に、自己満足や自己防衛のために相手を利用してしまおう、という気

＊苦：生老病死（しょうろうびょうし）の四苦と、愛別離苦、怨憎会苦、求不得苦、五蘊盛苦の４つの苦を合わせて、四苦八苦という。

持ちが働いていると、ケアはしにくいでしょう。たまたまタイミングや方法が合って、結果的にケアとして成立することはあるので、全否定するつもりはありませんが、いつも自分のために行動してしまうような人は、日常のケアをできることがあったとしても、専門職には不向きです。いくらスキルやテクニックを身につけていても、苦しんでいる人は相手を見抜く力が強いので、自己満足のために関わっていることが曝露されてしまいます。

自戒を込めて確認しておきます。誰かをケアしようというときに、その行為・言動は、果たして誰のためになるのか、本来は誰に向けるべきものなのか、ということを常に意識しておきたいものです。

もう1つ考えておきたいのは、信頼関係です。心のケアは対話から始まることが多く、信頼関係がなければ対話は深まりません。大切な話をするときには、信頼している人が選択されます（逆に、旅人同士のように、全く利害関係のない人が選択されることもあります）。信頼関係を築くためにも慈愛のある対応は必要です。

3章　スピリチュアルケア

スピリチュアルペイン

スピリチュアルケアとは何でしょうか？　ホスピス緩和ケアに関心のある人は耳にする機会が多いでしょうが、それ以外の方々にはあまり馴染みがないかもしれません。「霊魂の話？」「パワースポットのこと？」というイメージをもつ方もいるかもしれませんが、そのイメージは誤解につながりやすいものです。

１９７０年代以降に、日本にホスピス運動、つまり終末期がん患者の看取りを普及させようとする動きが、欧米からもたらされました。その頃は、がんの病名告知も死について語ることもタブー視されていましたので、大きな転換を目指した運動でした。ホスピスでのケアでは、次の４つの苦痛・苦悩への対応（ケア）が目標とされました。身体的、精神的（心理的）、社会的、そしてスピリチュアルの４つです。これらを総合して全人的苦痛と言われます。問題になったのは、「スピリチュアル」の意味、訳語です。「宗教的」と近いですが若干異なり、「実存的」とも重なるが同じではありません。「霊的」という訳語が使われたこともありましたが、結局は適当な訳語が見つからず、カタカナ語になってしまいました。

自分自身の死を意識した人にとって、死への不安はもちろんのこと、これまで生きてきた自分自身の価値、もしくは人生の目的や意味を失ってしまったかのように思われることもあります。精算できていない過去を悔やむ。親族や友人との和解ができないことに苦しむ。食事や排泄が自分でできなくなってしまったことに耐えられない。衰えていく自分自身を受け入れられない。介護されるだけで、役に立つことができない。などなど、このような苦悩がスピリチュアルペインと呼ばれていて、その対応としてスピリチュアルケアが必要だとされます。

私としては、このような「症状があるから、それに対応する」というような、いわば医療化されたスピリチュアルペイン、スピリチュアルケアの議論に傾倒しすぎないようにしたいと思っています。スピリチュアルペインは、多くの場合は解決不可能な問題と関連するので、ペインについてあまり深く考えすぎると、かえって蛸壺にはまってしまい、身動きがとれなくなってしまうのではないかと危惧しています。原因探しから始めるよりも、まずは関わりをもつためのアプローチを始めることが大切で、結果的には傾聴などのアプローチそのものがケアになるのだと思います。具体的には、身体的、精神的、社会的のどれにも当てはまらない苦悩を、とりあえずスピリチュアルペインということにしておいて、様々なケアの可能性を排除せずにまずは傾聴してみてはいかがでしょうか。その話のなかには、体のだるさや、認知の歪み、家族の問題も含まれているかもしれないので、それぞれの問題にはそれぞれの専門家が対応すればよいのです。それでも残ってしまうのがスピリチュアルペインということになります。

敢えて医療的な発想をするならば、スピリチュアルペインという「症状」に対して、どのようなアプローチが有効でしょうか？「Not Doing, But Being. 何かをしてあげようとするのではなく、ただそばに寄り添うことです」という回答があります。それはとても大切なことで、理想なのですが、実践するのは容易ではありません。良心的な人、特に医療福祉に携わる人たちは、「どうにかして相手の役に立ちたい」という思いが強いものです。そのような人たちに「何もしない方がよい」といっても納得しにくいでしょう。傾聴はできることのなかで大切な方法の1つですが、それがスキルやテクニックになってしまうと、まさに換骨奪胎、骨抜きです。むしろ、その髄の方が大切だと思います。つまり、愛情、慈愛です。相手を大切に思う気持ちを向け続けることです。傾聴がスキル化すると、極端な場合には心を込める余裕を失って、ただの頭の作業になってしまいます。傾聴はとても大切で、基本的な方法ですが、方向性を間違えてはいけません。

私は医療の資格をもっていませんので、医療者とは発想が違います。そのような一風変わった立場から提案してみますが、スピリチュアルペインを「症状」だとする発想から離れてはいかがでしょうか？　もし、スピリチュアルペインが「症状」だとするならば、人生に悩む思春期の青少年の多くに病名がつくことになりませんか？　でも、子どもから大人になる過程においては、避けられない、そしてほとんど全ての人が通り抜けてきた道です。そのなかには、悩みが深すぎて、そして生活の環境が劣悪なために、深刻な状況に陥ってしまう方もいます。そのときには（できればそうなる前に）、臨床心理士や社会福祉士などの、しかるべき専門職が支援することになります。死を迎えることも、避けられないことです。全ての人が通らなければならない道です。青少年と同じように、深刻な状況に陥って、しかるべき専門職の支援を受ける必要のある人もいますが、そこまでいかない人の方が多いのではないかと思います。

青少年には長い時間があり、終末期患者には時間が限られている、といわれれば確かにそうなのですが、人間は生きている限り成長する、成熟するのだと考えれば、類似性が見出せるかもしれません。もし、仮に、類似性があるとすれば、やはり大切なのは、同じ視点に立って一緒に悩む、ということではないでしょうか。表面上は傾聴なのかもしれませんが、それよりも大切なのは、一緒に悩みにつきあうという慈愛なのだと思います。そして覚悟も必要でしょう。

2 スピリチュアルな探求

ホスピス緩和ケアの業界で、スピリチュアルペインという言葉が使われているので、それに合わせてこの語を用いています。しかし私は、スピリチュアルペインが「スピリチュアルな探求」の一側面を表しているものと理解しているので、積極的にはスピリチュアルペインという語を用いないようにしています。

ペインとそのケアという発想には医療化した印象が強く、しかも終末期の諸問題に限定してしまうことにも私は違和感を持っています。宗教者の視点からすると、ペインがなくてもスピリチュアルケアに相当することが、昔から行われてきたと思えるからです。ミルトン・メイヤロフによると、「ケアとは成長を援助すること」だといいます。成長するにはペインが必要なこともあるかもしれませんが、なくても成長はできるはずです。はじめにペインありき、ということではなく、さまざまなきっかけによって成長やケアがあるものと考えています。

さて、スピリチュアルな探求とはどういうことでしょうか？　人は、解決困難な問題に出会ってしまったときに、まず思考停止に陥り（ショック状態）、その後しばらくして、その状況に対して何らかの対応をしようとします。向き合わずに逃避することもありますし、感情をあらわにして悲しみや怒りで表現することもあれば、落ち着こうとして内省をすることもあります。最終的には受け入れることができればよいのですが、時間がかかることもありますし、必ずしも受容できるとは限りません。このような様々な対応の全体が、ここでいうところの「探求」なのです。そして、他者から見て「苦悩」として認識される側面が、スピリチュアルペインということになるのでしょう。

探求にもいろいろあり、論理的な思考によって解決できるような高度な命題に対峙する場合には、知的な探求ということになります。スピリチュアルな探求では、必ずしも問題解決できるとは限らないので、その難題や不条理な状況、もしくは非合理的なできごとに自分なりの意味づけをすることや、目に見えないつながりを見つけることになります。

哲学的な探求をすることもありえます。その場合は、感情を伴って「苦悩」を表出するよりは、むしろ静かな探求です。誰かが援助者（ケア提供者）にならなくても、一人だけでその探求をすることもできます。この場合は、スピリチュアルペインが表出されないケースとして認識されてしまうかもしれません。

このあたりで、「スピリチュアル」「スピリチュアリティ」を定義しておきましょう。抽象名詞のスピリチュアリティは、「自身の超感覚的な体験を意味づけるはたらき」とします。これは、誰もがもつ能力です。ここでの「超感覚的」とは、通常の五感の感覚を超えた、ある意味で不思議な感覚ということです。「ひらめき」や「直感」といわれるものです。合理的には説明しにくい感覚で、客観的に非合理的であるだけでなく、当事者にとって非合理的（もしくは不条理）だと思われることも含みます。形容詞のスピリチュアルは、「自身の超感覚的な体験の意味づけに関わる」と定義します。

図7（スピリチュアリティの構造）では、「わたし」（自意識）と「超越的・現実的・内的次元にある対象」（対象化された自己内面と外的存在）が描かれています。その間に「求める」という直線的な矢印と、「与えられる」という一回転した矢印があります。どこかに、何かを「求める」（もしくは思いを向ける）とき、必ずしも同じ対象からではないが何かが「与えられる」という超感覚的な体験をすることがある、ということを意味しています。例えば、受験の合格祈願をするために神社にお参りに行ったとします。その後、その願いが叶って合格したときには、「神様のおかげだ」と思って感謝する人もいれば、お参りしたことをすっかり忘れて「先生のおかげ」と考える人もいます。これが、「必ずしも同じ対象からではない」という、一回転した矢印の意味です。

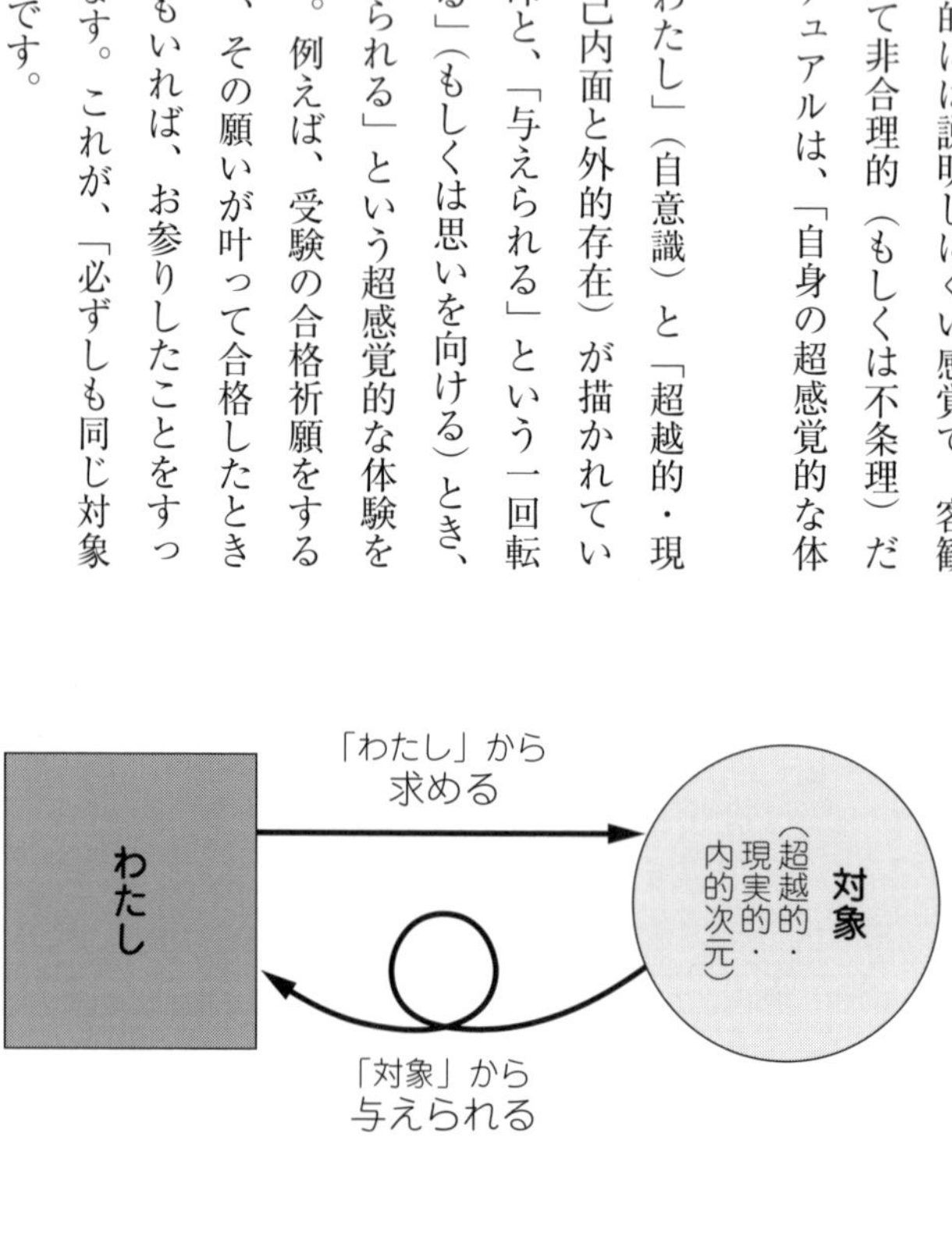

図7 スピリチュアリティの構造（谷山洋三．スピリチュアルケアの構造—窪寺理論に日本の仏教者の視点を加える．In：窪寺俊之，平林孝裕，編著．続・スピリチュアルケアを語る—医療・看護・介護・福祉への新しい視点．関西学院大学出版会；2009，81頁）

ある1つのできごとについて、私たちは多様な解釈ができます。実際には、認識できることと認識できないことを含む、複合的な要因が重なり合っているので、どの解釈をしても正解なのですが、どちらかというと、そのときの自分にとって最も印象深い1つの（もしくは数例の）要因を選び取ってしまい、他の要因には目を向けないことが多いと思います。合理性が追求されるべき仕事、調査、研究などでは、多様な要因の全てに目を向けようとするでしょうが、日常生活ではそこまで追求する必要がありません。なんとなく印象的だった少数の要因に意味を「貼り付け」てしまうのです。

スピリチュアリティを理解するキーワードとして、「意味」と「つながり」をあげておきましょう。意味は、あくまでも当事者にとっての意味なので、他者にとっては理解しにくいこともあり得ます。つながりは、意味をつかむための連想の種であり、連想が展開すると意味が見つかることがあります。例えばこういうことです。

―アルバイトの面接の日に、いつも乗っているバイクの鍵が見つからない。見つかったものの、面接には遅刻し、採用されなかった。悔しい思いでいっぱいになり、落ち込んでいたら、なぜかふと、去年亡くなったおばあちゃんの顔が浮かんだ。小さい頃、泣いていたら慰めてくれたなぁと感傷にふけっ

JCOPY 498-05718

ていたら、少し落ち着いてきて、「このアルバイトは向いてないから、おばあちゃんが鍵を隠したんじゃないか、それならしょうがないな」、と思えてきた。―

この状況を合理的な説明によって自分を納得させるとしたら、「自己管理の不徹底」に尽きます。しかし、肺がんになったのはタバコの吸い過ぎだとわかっているはずの肺がん患者が、それでも「どうして？」と問い続けるように、合理的な説明だけでは人間はなかなか納得しません。そこでスピリチュアルな探求が必要になります。この例では亡くなったおばあちゃんとの「つながり」が、不採用の「意味」に展開しています。「(亡くなった) おばあちゃんが鍵を隠したんじゃないか」といった意味づけは、合理的視点から見るとファンタジーであり、実に非合理的ですが、それによって納得してしまうあたりが、まさにスピリチュアルな探求なのです。

スピリチュアルケアには、このように非合理性を排除しない姿勢も必要です。感情も、合理性に棹を差すことがあります。例えば、

―個人商店の1人息子 (跡継ぎ) が、高校卒業後の進路に悩んでいる。親の期待は十分理解している。経済的にも、跡を継いだ方がよい。でも、どうしても東京の大学で学びたいことがある。家業には全く関係のない芸術学部で

学びたい。冷静になって考えれば、大学なんて無理だし、親も反対している。でも、どうしても自分自身を押さえきれない。—

青少年の悩みだけでなく、自分の生命を左右する選択でも、感情が問題になることがあり得ます。

—抗がん剤は、副作用が嫌だが、なんとか耐えられるような気がする。外科手術も抵抗はない。でも放射線だけは、どうしても受けたくない。理由を聞かれても困る。自分でもよくわからないが、強い抵抗感がある。修学旅行で原爆記念館に行って強い衝撃を受けた。原発事故には強い憤りを感じた。それと同じではないことは、頭では理解しているが、どうしても抵抗感がある。—

スピリチュアルな探求、もしくはスピリチュアルケアというアプローチによって、このような感情が解消される可能性もありますが、それでも「放射線はイヤだ」と言われてしまったら、その選択に従うしかありません。まったくもって合理的ではないのですが、そして本人にとっても合理的ではないと頭ではわかっていても、非合理的な決定をすることはあります。

JCOPY 498-05718

3 「支える」スピリチュアルケア

さきほどの3つの例の中で、スピリチュアルな探求をした結果、面接に落ちた自分自身を慰めることになった、という話がありました。結果的には、スピリチュアルケアになったのですが、それは、誰かの援助を受けたのではなく、自分1人でしていることなのでセルフケアの例です。

私はスピリチュアルケアを「**自身の超感覚的な体験を意味づけるはたらきによって、自分の支えとなるものを（再）確認・（再）発見し、さらに生きる力を獲得・確認する援助もしくはセルフケア**」と定義しています。先の例では、亡くなったおばあちゃんが「支え」であり、そのつながりを思い出したことをきっかけに意味を見出し、前向きに生きることにつながった、といえます。この定義自体は、かならずしもスピリチュアルケアの全てを説明できているとは思えません。まだ不完全ですが、スピリチュアルケアを実践的に理解するためには役立つものと思います。

対人援助として、傾聴を基本としたスピリチュアルケアを提供するときには、苦悩している、もしくはスピリチュアルな探求をしている相手の語りの中に、その人の「支え」になるものを一緒に探してみてはいかがでしょうか。もし探し出すことができたら、「あなたには、おばあちゃんとの関係が大切だったんですね」といった確認をすることで、生きる力を取り戻す援助をしたことになります。もちろん、誰もがおばあちゃんとの関係を「支え」にしているわけではありません。同じ人でも、そのときの課題や話題によっては、全く異なる「支え」を見つけ出すでしょう。

1人の人間にとっての「支え」になるものは数え切れないぐらいあり、自分の「支え」を網羅することさえ困難かもしれません。それが他人の「支え」ともなると、想像を絶します。そこで、「支え」を見つけ出すためのヒントとなるように、多種多様な「支え」を便宜的に8つに分類したのが、次の図8（スピリチュアルケアの構造）です。中央の「わたし」は自意識です。周囲のドーナツ状の領域を8つに分けてありますが、はっきりと切れ目を付けることは難しいです。「わたし」とドーナツとの間に、両矢印があります。「わたし」からドーナツに向けた矢印は、「求める」ことを意味しています。意図的に求める場合もありますが、無意図的なこともあります。逆の矢印は、（客観的には）「与えられる」、もしくは（当事者の実感としては）「支えられる」ことを意味していいます。例え

図 8　スピリチュアルケアの構造（谷山洋三．仏教とスピリチュアルケア．東方出版．2008）

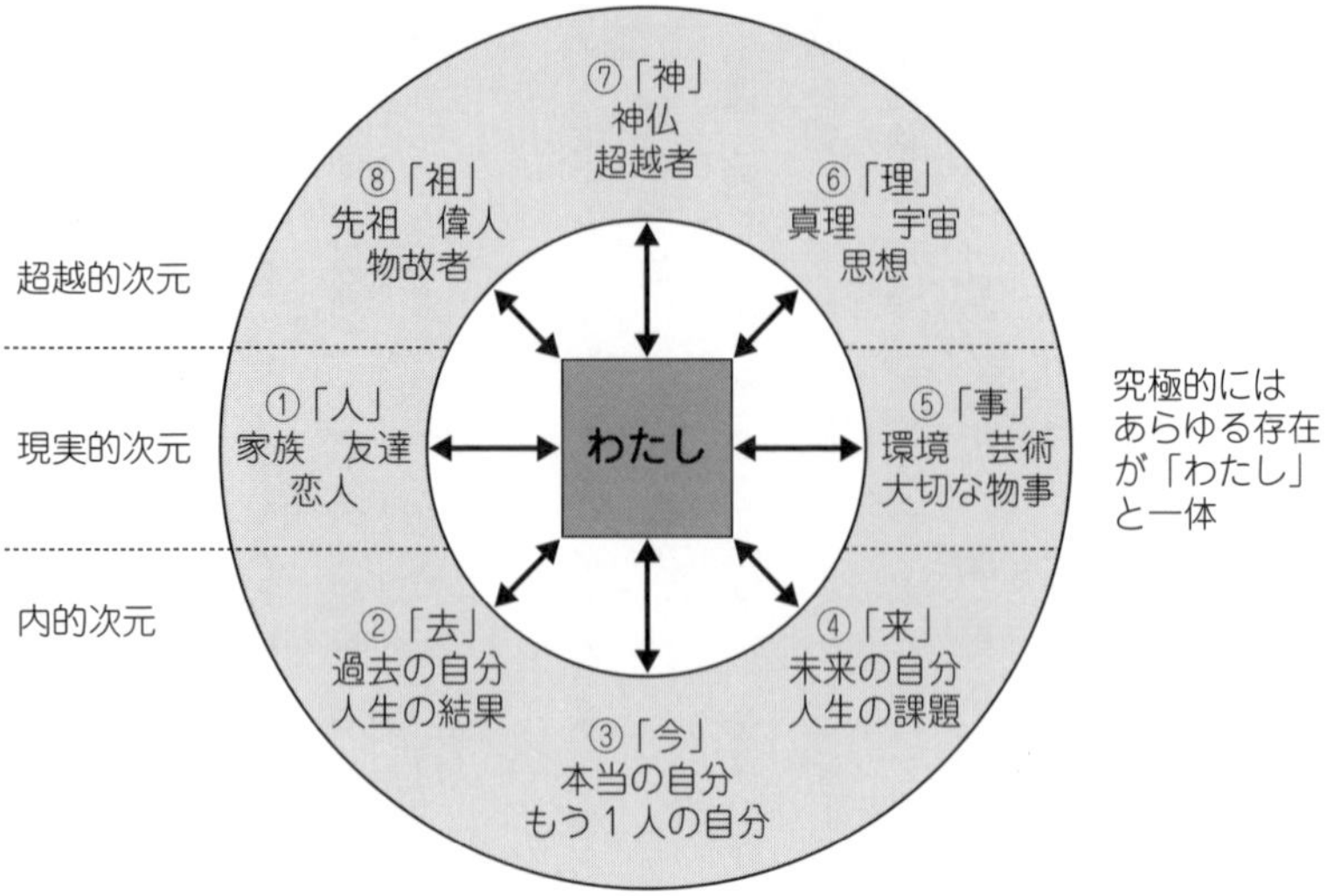

ば、受験前に神社に合格祈願をした人が、合格後には神社のことも忘れて「塾の先生のおかげだ」と思ったとしましょう。この場合、神社の神様が「求める」対象になります（ドーナツの分類では⑦に相当）。しかし、合格した時の受験生の実感としては、合格を「与えてくれた」のは塾の先生だということになってしまいました。つまり、この受験生にとって「支え」になったのは塾の先生だという解釈・意味づけに

なります（①に相当）。つまり、「わたし」から⑦に向かったはずの思いは、はからずも①から還ってきたことになるのです。このようなことは珍しいことではないと思います。いわばスピリチュアルな探求は、非合理的で不条理に満ちていて、人間の思考によるコントロールを越えたものとして理解したほうがよいのです。

ちなみに、ドーナツの右横に、『究極的にはあらゆる存在が「わたし」と一体』、と記してありますが、ここには仏教を学んだ私の主張が込められています。余談ですが、仏教の悟りとは、自他不二*という真理を、知的にではなく、体験的に理解することです。そこにだけ、仏教の視点を盛り込んでいるのですが、それ以外には特定の宗教・思想・信条にとらわれることなく、無神論者を含めて誰にでも理解できるものとしてこの図を作成したつもりです。

さて、読者の皆さんの理解を深めて頂くために、簡単なワークをしていただきたいと思います。

Q「今のあなたにとって、次の①から⑧の中で『支え』になっているのは何番ですか？　いくつ選んでも構いません。あまり難しく考えずに、思いつきでいいので試してみてください。」

①「人」：家族、親戚、友達、仲間、恋人、恩師、偶然出会った人など、「わたし」にとって親密な人物、もしくは良かれ悪しかれ影響を与えた

＊自他不二（じたふに）：自己も他者も究極的には一体である、とする仏教思想。

JCOPY 498-05718

人物（ペットも含む）。

②「去」：過去の自分、人生の結果。過去のさまざまな思い出、後悔など、変更できない経験。前世の記憶。

③「今」：現在進行形の自分、本当の自分、内的自己、「わたし」に向き合ってくれるもう1人の自分。たましいとしての自分（※もう一人の自分と向き合っていると、時間を忘れてしまうことがあるので「今」と表現しています）。

④「来」：未来の自分、人生の課題。将来への希望、または絶望。死後の世界への希望、または不安。

⑤「事」：自然物・造形物を含む周囲の環境。音楽・絵画・彫刻・写真・芸能などの芸術。大切にしている物品。生き甲斐になっている活動。好きな、もしくは嫌いな物事。

⑥「理」：宇宙の真理、自然の摂理。お天道様、お月様、お星様。法（ダルマ）、ハイヤーパワー、聖霊のはたらきなど、超越的な機能。理念、思想、道徳、倫理、座右の銘。

⑦「神」：神（唯一神または諸神）、仏、菩薩、天使、聖霊、神格、ハイヤーセルフ、宇宙の大霊、根本霊など、人格的な超越者。超越者との契

約・約束。来世、天国、極楽、地獄、冥界、異界など具体的な世界。
⑧「祖」：ご先祖様、亡くなった家族・近親者・友人。神格化された偉人、著名人、ヒーロー（生死を問わない）。

いくつ当てはまりましたか？　全てという人もいるし、1つか2つだけという人もいると思います。講演でこの図の説明をして、今のワークのように当てはまる番号で手をあげてもらうのですが、おおよその傾向があります。

大半の人は①で手をあげ、②、③、④と人数が減っていきます。年齢に関わらず④は少ないです。⑤で持ち直します。そして、⑥、⑦、⑧では、若い人はあまり手をあげません。宗教家、スピリチュアルなことに関心がある人たち、そして年配の人たちがあげる傾向があります。⑥、⑦、⑧の3つの中では⑧が一番多く手があがります。——あくまでも傾向なので、これにご自分のことをあてはめて考える必要はありません。別の機会に同じワークをしてみると、違う番号を選ぶこともあるでしょう。

もう一度ドーナッツの図を見てください。①から⑧を3つの次元に分けています。下から、内的次元（②③④）、現実的次元（①⑤）、超越的次元（⑥⑦⑧）とあります。内的次元は「わたし」の内面に存在するもの、現実的次元は「わたし」の周囲に存在するもの、そして超越的次元はどこに存在しているかどうかわから

JCOPY 498-05718

ないものです。一部は書物に書いてあったり、仏像のように偶像化されているものもありますが、合理的な視点もしくは科学的な視点では有無が確認できないものです。このような有無が判然としない非合理的なものこそが、重要な意味をもつことがあります。

ＵＦＯや幽霊のように、有無が判然としないものについては、ある人はその存在を信じ、ある人は信じません。信じるか信じないか、しかできないものは、信じてさえいれば決して消滅しないのです。つまり、霊魂はそれを信じている人には不滅であり、あの世でも継続します。逆に、信じていない人には霊魂は存在しません。⑥⑦⑧の超越的次元のものを「支え」にできる人は、死んだ後でも「支え」を失いません。死後も「支え」を失わない自分を想像できるということです。もし、非合理であることだけを理由に、非合理的なものを全否定してしまうと、これから死を迎えようとして、藁にもすがる思いでいる人たちの「支え」を否定してしまうことになります。自分の中で合理性を追求するのは個人の自由ですが、だからといって、他者に自分の合理性至上主義を押しつけてよいわけがありません。もちろん、非合理性も押しつけてはいけません。要するに、ほとんどの人には合理性と非合理性が同居しているのだから、どちらも尊重する姿勢がスピリチュアルケアには必須だということを言いたいのです。

コラム

■複数の事例を基に作成した、スピリチュアルケアのケースを紹介します。

M：80代、男性、胃がん

C：臨床宗教師

緩和ケア病棟の病室（17回目の訪問）

（これまでに何度か、買い物や外出を手伝ったり、雑談をしたことがある）

M1　妻が亡くなった後で宗教の勧誘を受けて、それからどうも宗教は好きじゃない。

M2　でも、最近どうも気持ちが弱くなったのか、死んだらどうなるのか気になって……

C1　そうですか。死んだらどうなるか、考えてみたんですか？

M3　いやぁ、考えたくないけど、考えちゃうんだよ。どうすりゃいいのか。

C2　奥さんに会いたくないですか？

M4　そうだなぁ。アレには苦労かけたから、ワシには死んでまで会いたくないんじゃないかなぁ。

C3　Mさんは会いたいけど、奥さんがイヤじゃないか、ってことですか？

M5　そういうことだな。

C4　（少し考えて）どうすれば会ってくれますかね？

M6　（無言で考えている）

C5　あの～、今の話って、奥さんのことだけじゃないですよね。

M7 (?)
C6 いったん、奥さんのことを脇に置きましょう。他に誰か会ってくれそうな人はいませんか?
M8 そうだなぁ。幼なじみかな。(微笑む)
C7 いいですね。向こうに行けば会えますね。
M9 会いたいねぇ。(笑顔)
C8 じゃあ、奥さんと共通の知り合いはいませんか?
M10 う~ん(考える)、町内会の飲み友達がいるな。去年の暮れに死んだんだ。
C9 その方が、奥さんとの間を仲裁してくれるんじゃないですか。
M11 (驚いた顔になる)(少し考える)あの人には一度、夫婦げんかの間に入ってもらったことがあった。
C10 じゃあ、だいじょうぶですね。その方にお願いしましょう。
M12 そうするよ。死んでもなんとかなるな。

【考察】

M1は「特定の宗教的観念は信じない」ことの表明だと、臨床宗教師は理解した。特定の宗教的観念を用いずに死後の話をするのは、さほど難しいことではない。日本には民間信仰の死生観というべきものがあり、仏教と混交しているが、本来の仏教の教えとは異なるものである。極楽往生などはいかにも仏教的だが、あの世、お迎え、死後の再会という死生観は必ずしも仏教的ではない。

そこで、臨床宗教師はC2「(亡くなった)奥さんに会いたくないですか?」と質問してみた。これに対する回答M４の「ワシには死んでまで会いたくないんじゃないかなぁ」は、Mさんが死後の再会という死生観を持っていることを示している。しかし、妻と会えるかどうかわからない、という話になってしまったので、C５・C６で、「あの世にいる妻以外の人」についてイメージしてもらった。すると、Mさんは幼なじみを思い出し、微笑んだ。死後の再会というテーマに積極的になっているのである。次に、いったん休題とした妻との関係を再構築するために、仲裁役をイメージしてもらった。Mさんの飲み友達が仲裁してくれるというイメージによって、あの世で妻に会える希望をもつことができた。

4 「気付いてもらう」スピリチュアルケア

先ほどのコラムにあったように、ケア対象者の課題を明確化することによって、はじめてケアが成立する、もしくは、「支え」を確認できることがあります。このことについて考えてみましょう。

ひたすら傾聴し、相手の「支え」を見つけたときにだけ反復して強化する、という方法は、スピリチュアルケアの基礎的なアプローチです。少し見方を変えてみましょう。多くの人が「相談」という行為に伴ってイメージしている、「助言をする」という方法は、その助言内容がケア対象者の思いに適ったものであれば効果的ですが、適っていなければ意味をなさないどころか、反発されてしまう可能性、つまりリスクがあります。その反対に、傾聴と反復だけという方法は、安全で、リスクを冒さないアプローチだと言えます。

このように、傾聴と反復という方法はローリスク・ローリターンで、助言という方法はハイリスク・ハイリターンだと言えます。やや極端な対比ですが、安易な助言を避けるためには、このような意識付けは大切です。

日常生活においては、どちらの方法を選ぶのかは関係性によるものと思われます。家族や友人同士であれば、基本的な信頼関係があるので、多少のリスクは問題になりませんのでハイリスクな方法が選ばれやすいのではないでしょうか。一方で、病院に入院している患者と看護師という関係は、治療をするという目的を共有しているからこそ成立するものであり、多くの場合が初対面同士です。このような関係性においてはローリスクな方法が選ばれやすいでしょう。だからといって、ローリスク・ローリターンでは、大切なことが置き去りにされてしまうおそれがあります。リスクをとるための条件が信頼関係なのであれば、まず信頼関係の構築から始めればよいでしょう。助言をするかしないか、という議論ではなく、どのように関わるべきか、どのように関わってはいけないのか、を考えるほうが建設的ではないでしょうか。ケア対象者とケア提供者が対等な関係であるならば、世間話や雑談をしたり、お互いに意見を交換したり、お互いに助言し合うこともあってしかるべきです。

初対面の関係においては、お互いに遠慮しがちになることが多いものです。とはいえ、必要な情報は共有されるべきです。対話を始めると、相手の人となりが少しずつ見えてきます。短時間であっても、信頼関係を構築することができれば、やや不躾と思えるような質問もできるようになります。ケア対象者に家族・友人など人的資源がどれくらいあるのか、経済的なことなど社会的資源がどれだけあるのか、といった情報は有益です。そしてスピリチュアルケアにおいては信仰の有無といった宗教的資源についての情報も重要です。

長年一緒に生活をしていても、相手の心の奥底まで理解できるとは限りません。初対面であれば、わからないことだらけです。ケア対象者には、話のテーマを自然な流れで自由に選んでもらうことは基本ですが、他人であるケア提供者としては、どうしても腑に落ちないこと、理解しにくいこと、そして、本当にその物語で自己完結できるのかどうか疑問をもってしまうこともあります。このような質問をすることはケア提供者のためですが、同時にケア対象者のためでなくてはなりません。単なる興味本位ではなく、そのことを確認することがケア対象者のためになるかどうか、という推測をして質問するべきです。

また、人生経験が豊富な人や、哲学・心理学・宗教などに基づく人間学・人間論を深く学んだ人からみると、「ここに気付くと楽になるのになあ」と思えることがあります。ケア対象者が気付いていない「支え」や大切なことに、ケア提供者が先に気付いてしまう、ということです。このようなときに、ダイレクトに提示するのではなく、スマートな形をとって自分で気付いてもらうために、質問するということがあります。

数回の面談を経て、信頼関係が十分に構築されていれば、ダイレクトな提示や、反対意見を提示することも可能になるでしょう。いわゆる助言です。くれぐれも、ケア対象者を傷つけるような物言いではなく、慈愛をもって語りかけることが肝要です。反対に、いくら慈愛に満ちているケア提供者だとしても、冒頭から「こうしなさい」「それはダメ」と言い放ってしまっては、ケア対象者は反発してしまうでしょう。基本的には相手のペースに合わせていくことが大切です。

信頼関係が十分に構築されると、友人同士のような関係になることもあります。こうなると、傾聴ではなく対話、さらには議論になることもあるでしょう。ただし、ケア対象者とケア提供者の関係から、個人的な関係になってしまうと、単なる馴れ合いになる恐れもあります。本来、両者がどのような関係であるべきか、常に初心に立ち戻ることが求められます。

コラム

■複数の事例を基に作成した、スピリチュアルケアのケースを紹介します。

（ ）のなかは、患者の様子や、臨床宗教師の思いを記載しています。

P：30代、女性、乳がん

C：臨床宗教師

病棟の面談室（初めての面談）

P1　（沈んだ感じで）子どもが2人いて、上の子が小学校2年生、下の子は4歳なんです。こんな病気になっちゃって……。来週から化学療法が始まるんです。2回目なんですけど、最初のときは副作用がきつくて……。

C1　今回も副作用が不安なんですね。

P2　吐き気と、だるくなって……。

C2　つらいですね。

P3　入院中は、叔母が来てくれて子どもたちの面倒をみてくれるけど、年も年だし、無理は言えないし、がんばってくれてるんですけど……。

C3　（夫がいるのかどうか？　話題に上がらない。なぜ？）

P4　私の母は、厳しかったんです。でも、おかげで何でも自分でできるようになりました。私に家事を仕込んでくれたんです。母は、ぜったいに弱音を吐かない人でした。楽な生活じゃなかったけど、愚痴も言わずに黙々と働いていました。

C4　お母さんのことを尊敬しているんですね。

P5　そうですね（少し明るく）。自慢の母です。私も母のように生きてきました。

C5　だからご自身も、弱音を吐かずに、病気でお子さんも手がかかるのに、1人で踏ん張ってきたんですね。

P6　はい（うつむく）。

C6　誰か愚痴を言える人はいませんか？

P7　言ってしまうと、自分が崩れてしまいそうで……。

C7　そうですか、そうやってずっと抱えてきたんですね。

P8　（沈黙）

C8　ところで、ご主人は？

P9　主人は子どもと遊んだり、食事を作ってくれることもあります。

C9　そうですか（ご主人はいたんだ、しかも協力的だ、よかった）。

P10　主人に相談すると、負担になると思って……。

C10　相談できない……ですか？

P11　はい。

C11　でも、実は頼りになる方じゃないんですか。食事を作ってくれる旦那さんって、そんなにはいないと思いますよ。

P12　そう言われれば、そうかもしれません。

C12　相談できないのは、ご主人の負担のことよりも、ご自身の心が崩れるんじゃないか、っていう不安の方が大きいんじゃないですか？

P13 そう……ですね（意外な様子）。

C13 でも、今こうやってお話を聴いていて、崩れてしまっているようには思えませんが。

P14 えっ？（驚いた）

C14 自分をぜんぶさらけ出すことができなくても、今みたいに、ご自分のことをお話しすることはできるんじゃないですか？

P15 ……これでいいんですか？

C15 今みたいな感じで、ご主人にお話しできるんじゃないですか？　できると思いますよ。

P16 そうですね。話してみます。少しこのあたり（胸の辺り）のつかえがとれたような気がします。

【考察】

Ｐ４で患者は、母親の思い出話をしているが、この様子を観察していた臨床宗教師は、Ｃ４で「お母さんのことを尊敬しているんですね」と返している。さらにＰ５では「そうですね（少し明るく）。自慢の母です。私も母のように生きてきました」と患者が言う。このように、臨床宗教師はドーナツの図の①（もし亡くなっていたら⑧）に相当する「支え」を確認することで、患者の「支え」を強化している。

次のＣ５「だからご自身も、弱音を吐かずに、病気でお子さんも手がかかるのに、１人で踏ん張ってきたんですね」は、患者自身のアイデンティティに関わることなので、③に相当する。

また、後段では、夫という「支え」（①に相当）も確認しているが、そのきっかけはC6「誰か愚痴を言える人はいませんか?」という臨床宗教師からの問いかけによる。臨床宗教師としては、夫がいるのかどうか判然としないことによる、素朴な疑問を投げかけたのだが、思いもよらずに患者の課題が明確化された。

その課題とは、患者が夫に相談できないと思い込んでいることと、相談すると患者自身の心が崩れてしまうのではないかという不安である。臨床宗教師は、客観的な視点からC11「でも、実は頼りになる方じゃないんですか。食事を作ってくれる旦那さんって、そんなにはいないと思いますよ」と伝えることで、第1の不安を解消しようと努めた。さらに、C13「でも、今こうやってお話しを聴いていて、崩れてしまっているようには思えませんが」と、面談そのものを振り返り、患者さんの安定した様子を確認することで、第2の不安を取り除いている。

5 「新しい枠組みを作る」スピリチュアルケア

図9a、b[v]は、スピリチュアルケアと宗教的ケアの違いを、ケア提供者とケア対象者の関係から説明したものです。それぞれの人の周りにある円は、その人の世界観もしくは価値観の範囲を示しています。

v 谷山洋三．スピリチュアルケアの担い手としての宗教者 —ビハーラ僧と臨床宗教師—．In：鎌田東二，編．講座スピリチュアル学第1巻 スピリチュアルケア．ビイング・ネット・プレス．2014，134頁まず宗教的ケアの図（図９ａ）を見てください。ケア対象者（患者など）は、死の宣告などの危機状況において、これまで自分を支えてきた世界観に限界を感じ、全く別の世界観に支えを見つけようとします。そこでケア提供者（宗教者）に会い、その宗教者の世界観から教えをいただき、その教えを新しい自分の「支

図 9a　宗教的ケアにおけるケア提供者とケア対象者の関係
（谷山洋三．In：鎌田東二，編．講座スピリチュアル学第１巻．スピリチュアルケア．ビイング．ネット・プレス．2014．p.134）

a

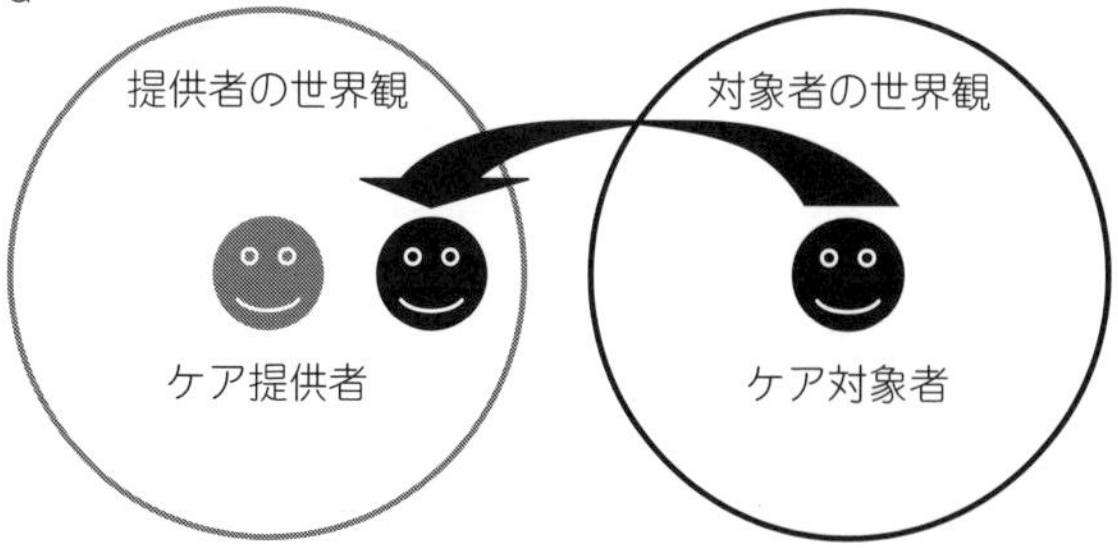

図 9b　スピリチュアルケアにおけるケア提供者とケア対象者の関係
（谷山洋三．In：鎌田東二，編．講座スピリチュアル学第１巻．スピリチュアルケア．ビイング．ネット・プレス．2014．p.134）

b

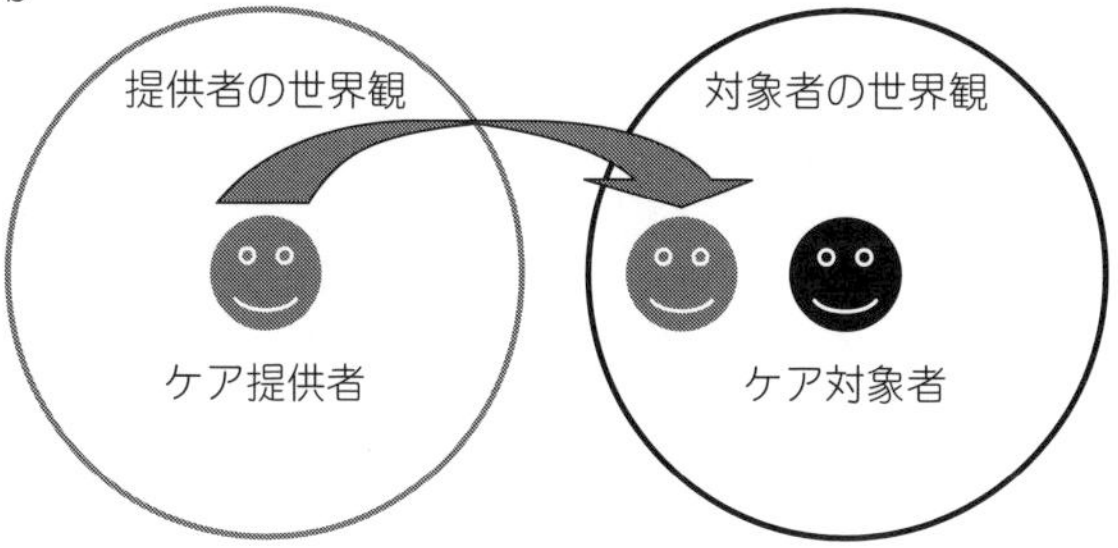

え」にします。ケア提供者は自分の世界観のなかから、ケア対象者が納得するような答えや助言を提供することになります。このような状況を説明しています。

これも、「新しい枠組みを作る」スピリチュアルケアのあり方の一種だと言えなくもないのですが、スピリチュアルケアと宗教的ケアを分けようとするならば、むしろスピリチュアルケアから宗教的ケアへの移行、とした方が正確でしょう。

次に、スピリチュアルケアの図（図9b）を見てください。ここでもケア対象者は、危機状況にあって、これまでの自分を支えてきた世界観に限界を感じているものの、そこから外に目を向ける余裕もなく、外に出ようとはしていません。そこで、ケア提供者はどうするかというと、まずはケア対象者の話を聞いてみようとします。この図では、ケア対象者の世界観に入っていくという形になり、ケア対象者の語りのなかで、本人も気付いていないような「支え」を自分で見つけることがあります。ケア提供者はその「支え」を確認することでスピリチュアルケアが成立します。また、ケア対象者よりも先にケア提供者がその「支え」を見つけることもあるので、その場合には前述したように、ケア対象者に気付いてもらうように関わっていきます。ケア対象者が納得するような答えは、ケア対象者自身の世界観のなかにあるので、傾聴することが基本になります。

このような「支え」を確認するアプローチだけでなく、さらに深いアプローチがあります。米国でチャプレン教育を受け、日本でもチャプレンとして活躍してきた小西達也さん（武蔵野大学教授）は、スピリチュアルケアを「ビリーフの再構築」の援助として説明しています[vi]。ビリーフとは、信仰というよりは信念というべきものであり、人と世界観や価値観を繋ぐものです。例えば、何らかの価値観にしがみついている（信じている＝ビリーフがある）ために、かえって物事がうまくいかない、という状況をイメージしてもらえると、理解しやすいのではないでしょうか。

このような場合には、既存の世界観・価値観のなかに「支え」を見つけようとすると、ますます深みに陥ってしまいます。それよりは、既存の世界観・価値観から自由になった方が楽になるでしょう。口で言うのは簡単ですが、自分の世界観や価値観は、生きるための基盤であり基準を示すものです。治療を続けるべきか否か、仕事を辞めるべきか否か、といった決断をするときの基準でもあります。それなしで生きることは非常に難しいため、もしサポートがあれば心強いはずです。

このような深くて難しいスピリチュアルな探求に、ケア提供者が同伴するならば、ケア提供者もまた、自分の世界観・価値観から離れて、まったく新しい世界

vi 小西達也．5スピリチュアルケア．In：石谷邦彦，監修．チームがん医療実践テキスト．先端医学社．2013．

図 10　スピリチュアルケアにおける「ビリーフからの自由」
（山本佳世子. 日本におけるスピリチュアルケア提供者に求められる資質. グリーフケア 2014；2：49-66）

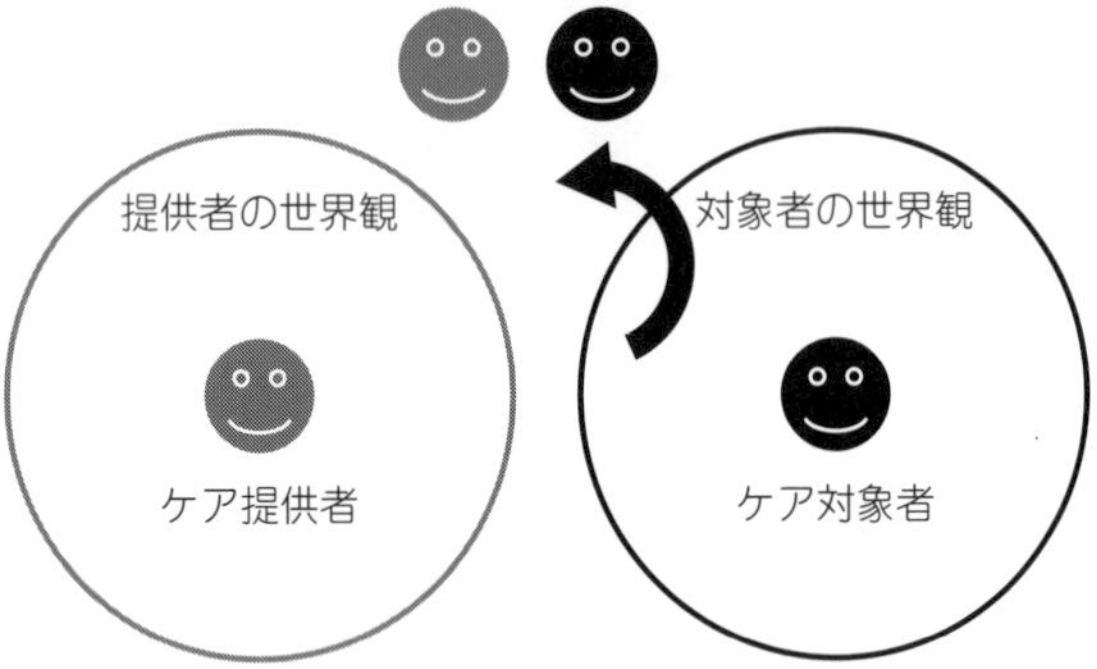

に飛び込んでいくことが期待されます。このことを表したのが、山本佳世子さんによる次の図10です。

ビリーフから自由になる、ということは、自ら既存の世界観・価値観の枠を離れていくということです。ケア対象者の冒険に、ケア提供者も同伴する、ということが表現されています。実際には、船も浮き輪もない裸の状態で、荒波に飛び込んでいくような覚悟が必要です。まったくの無力な状況で、何もできないのではないか、助けられないのではないか、という疑念を持たれる方もいるかもしれませんが、むしろ、無力こそがこのような状況では力を発揮するのです。

コラム

■宗教的な信念に関わる、スピリチュアルケアのケースを紹介します。

（ ）のなかは、患者の様子や、臨床宗教師の思いを記載しています。

Q：60代、女性、乳がん

C：臨床宗教師

病棟の面談室（5回目の面談）。元キリスト教系新宗教の信者。宗教的な話題に関心があり、前回の面談でも宗教談義をした。

C1 （背中をさすりながら）人間なので、神様じゃないので、できることとできないことがあります。

Q1 そうですね。人間ですからね。

C2 宗教はそれぞれそんなに違いはないと思うんです。ところで、死後はどうなると思いますか？（なんとなく聞いてみたくなった）

Q2 （淡々と）私が教えられたのは無です。

C3 （驚いて）無ですか？

Q3 （きっぱりと）はい。

C4 （確かめるように）最後の審判*じゃないの？

Q4 亡くなると無になって、土に帰って最後の審判で復活するんです（なんとなく不安げな様子）。

C5 （へぇーという新鮮な驚き）ということは、しばらくお休みするということですね（確認するつもりで）。

***最後の審判**：キリスト教では、世界の終末のときが来るとイエスによる最後の審判が始まり、すべての人々は肉体を持ってよみがえり、天国に行くか地獄に行くか振り分けられる、とされる。

Q5 1万4千人だけは、亡くなってすぐに復活するんです。
C6 (なるほど人数まで決まっているんだ。でもQさんは退会したからここには含まれない。いや、何万人も信者がいるはずだから、信者の中にも1万4千人に含まれない人がいるかも。)
C7 休む人と、休まない人がいるんですね。
Q6 そうですね(あれっ?)。
C8 (あれっ?)ということは、時間の違いがあるだけですね(自分で言っておきながら意外)。
Q7 そうですね。でも、そういうふうに考えたことはなかった(なんとなく明るくなった感じ)
C9 (解釈が変わったかもしれない)
C10 (ここは強調しておこう)でも、そうですよね。すぐに復活するようなすばらしい方には再び世の中のために尽くしてもらって、しばらく休みたい人は休んでもいいんじゃないですか。(こういう解釈なら、死後も怖くないかな?)
Q8 そうね。しばらく休むんですね(少し元気になった)。そういう解釈は初めて聞きました(驚きながらも納得している様子)。

後日再び訪室して対話をし、退出しようとした時に、Qさんから「ありがとう」と掌を合わせて感謝された。

【考察】

Qさんは、相手が僧侶であっても気にせずに、宗教についての様々な話をすることを求めていたようだ。たまたま死後の話に展開したが、臨床宗教師は初めからQさんの死後の不安を察知していたというよりも、宗教談義の流れで話題を振ったような意識だった。

はからずも、Qさんの死後の不安が表面化してきた。臨床宗教師は、その時点でQさんが何を信じているのか判然としなかったので、退会した教団の教えを否定も肯定もしないように気を配りながら、Qさんの死後に関する認識（その教団の教えに基づくもの）を確認しようとした。臨床宗教師からの質問（C3〜C8）は、彼なりの世俗的な解釈を確認しただけであり、ここまでは解釈を変えるよう促しているわけではない。

Qさんがかつて所属していた教団の教え（ビリーフ）は、臨床宗教師とQさんの対話のなかで相対化され、古いビリーフから自由になり、「無になるのではなく、休むだけ」という新しいビリーフが現れた。

Q7の変化を感じ取った臨床宗教師は、C10では意図的にその新しいビリーフを確認し、強化している。このようなアプローチによってQさんの死後の不安は緩和されたようだ。

6 「無力による」スピリチュアルケア

ある病院に、針仕事で生計を立てていた女性が入院していました。かなり長い期間入院していたのですが、娘さんが毎日のようにそばにいてくれて、手足が不自由ながらも悩みは言わない方でした。むしろいつもニコニコ微笑んでいました。ある日、介護福祉士が思いつきました。「彼女に病棟で使う雑巾を縫ってもらおう」と。娘さんにも了解をとって、針と糸と、30枚のタオルを用意しました。彼女は快諾し、震える手で一生懸命縫ってくれました。1週間ぐらいかかるかな、と予想していたのですが、何と一晩で完成してしまいました。娘さんによると、昔に戻ったかのように、喜々として針を持ち、夜遅くなって「もう明日にしたら」といっても聞かず、朝方まで針を離そうとしなかったようです。

こんなこともありました。脳に病気があるために、まったく意識がなく、動けない男性が入院していました。高齢で、身内も少ないため、ほとんどの時間をベッド上で1人で過ごしていました。しかし、時々、その方のそばに看護師さんがいるのです。点滴の交換や、体位交換でもなく、ただそばに座ってじっとしています。2人部屋だったので、たまたま隣の患者さんのそばにいたときに気付いたのですが、なんと、看護師さんが居眠りをしていました。よほど疲れていたのでしょう。また、別の日には、その方に話しかけている看護師さんがいました。何か、プライベートなことで相談をしているような雰囲気ですが、患者さんが答えるはずがありません。でも、彼が聴き役になっていたのです。

またある病院に、病気のためにベッド上の生活になってしまったクリスチャンの女性がいました。首から下はほとんど動かないので、生活のほとんどを誰かに頼らなくてはいけません。そんな状態にも関わらず、明るく生きているようなご様子でした。その方が話してくれたことが、私には強く印象に残っています。彼女はこう言いました。「私はね、毎日、世界の平和を祈っているのよ」と。正直いって驚きました。そして感動しました。体がまったく動かなくなっても、誰かのために、世の中のために、世界のためにできることがあるんだ、ということを教えてもらいました。

これらの話を読んでどう思いましたか？　まるでスタッフがサボっているかのような印象を与えてしまったかもしれませんが、それは管理する側の視点にすぎません。患者さんに負担をかけてはいけない、という意見もあるかもしれません。しかし、患者さんの立場から見ると、どうでしょうか。違う風景が見えてきませんか。

「病気になって何もできない」というのは、元気で動ける健常者の視点からの思い込みではないでしょうか。できることがあっても、まるでできないかのように思い込んでしまうことはあります。「私は何もできなくなってしまった」と訴える患者さんがいたら、「これもできる、あれもできる」と言って励ましたくなりませんか。患者さん自身がそう思い込んでしまうのはやむを得ないにしても、ケア提供者までもが思い込む必要はありません。押しつけがましくない範囲で、できることをしてもらう、できることを探してもらうことも、スピリチュアルケアになっていると思います。何かができる自分自身を「支え」としてもらえるからです。

対話においても同じようなことはいくらでもあります。ケア対象者に自慢話をしてもらう。趣味の話で盛り上がる。料理のレシピを教えてもらう。こういったこともスピリチュアルケアになります。活き活きとしているケア対象者自身を「支え」として再発見してもらえるからです。ドーナツの図（図8）では②または③に相当します。

特に宗教者は勘違いしがちですが、「深い話」をしたがり、「深い話」こそがスピリチュアルケアだと思い込んでいる人がいます。それも大切ですが、「深い話」

だけがスピリチュアルケアではないのです。それよりも、ケア対象者が主人公になってもらうことが大切なのです。関係性の中で、ケア提供者が優位になるのではなく、むしろ弱く、無力であれば、コントラストをなすようにケア対象者が強くそこに存在することになります。ケア提供者に求められることは、ありがたい答えや万能薬のようなものを提供することではなく、弱くて無力な自分自身をその場に提供することなのです。そこが、スピリチュアルケアと宗教的ケアの大きな違いです。

4章　宗教的資源を活用したケア

宗教的資源の活用

宗教的ケアも、スピリチュアルケアと同様に「自身の超感覚的な体験を意味づけるはたらきによって、自分の支えとなるものを（再）確認・（再）発見し、さらに生きる力を獲得・確認する援助もしくはセルフケア」と言えるのですが、そこには宗教性が介在します。ここが宗教的ケアの特徴です。具体的には、何かの教えや、儀礼や宗教的な場やアイテムなどを通してケアが成立します。宗教的行為が伴うので、押しつけは控えなければなりません。

後で述べるように、宗教的ケアは（入信するほど深いレベルの）信仰を前提とした〈**狭義の宗教的ケア**〉と、（同様に深い）信仰を前提としない〈**宗教的資源の活用**〉の2つに大別できます。特に後者は聞き慣れない言葉だと思いますが、これは臨床宗教師ならではの働きです。

スピリチュアルケアと宗教的ケアには、共通領域があるといわれてきましたが、その共通領域の内容を議論する機会はこれまでほとんどありませんでした。私自身も多少は考えたこともありましたが、はっきりと明示できる材料をもっていませんでした。しかし、東日本大震災における宗教者の活動の中で、この∧宗教的資源の活用∨の重要性に気付かされました。涙を流して喜んで腕輪数珠を受け取る被災者、支援物資として供給された小さなお地蔵さんを配付するクリスチャン、僧侶と牧師が企画したクリスマスパーティ。こういった活動によって多くの人たちが癒されました。よく考えてみると、このようなことは特別なことではなく、むしろ日常のありふれた風景の中にも見られるのです。

京都、奈良、鎌倉などには古い寺社仏閣が数多く残されていて、いつも多くの観光客が訪れています。一度、この現象を「とても真面目すぎる」宗教者の立場から見てみると、おかしなことに気付きます。「なぜ、信仰の場であるはずの寺社仏閣、寺社教会に、物見遊山に行くのだろうか?」と。この真面目すぎる視点は、多くの方が宗教的ケアに向けている視点と同じではないでしょうか。つまり「宗教に触れるということは、信仰に目覚めること」という理解です。私はあえてこれを「誤解だ!」と言いたいのです。真面目すぎる視点の方が歪んでいる、偏っていると言いたいのです。

よく日本人は無宗教だと言われます。確かに、「あなたは何か宗教を信じていますか」という質問に対して、「はい」と答えるのは2~3割程度です。しかし、その一方で、神棚や仏壇に手を合わせる、墓参りをする、初詣に行く、という人は7～8割ぐらいいます。これはつまり、「特定の宗教の信者だという自覚はないが、習慣として宗教的行為をしている」人がたくさんいるということです。クリスマスパーティをした翌週には、除夜の鐘を突いてから初詣に行く、というある意味で節操のない宗教行動を説明するために、「習慣」や「文化」という言葉が使われます。平常時であれば、この程度で済まされるのでしょうが、何か問題が生じている時には「困ったときの神頼み」というべき行動も見られます。これこそが〈宗教的資源の活用〉と言えます。

もう少し説明しましょう。全くの私見ですが、日本人は古来、外来のものを上手に受け入れて利用してきました。飛鳥時代に朝鮮半島から伝えられた仏教は、寺院を建立するための土木建築技術が伴っていたために歓迎されたという側面もあります。平安時代に空海が唐から持ち帰った密教は、加持祈祷*の呪術力が評価されました。貴族文化の栄華を極めた藤原一族も、死後のことだけは思い通りにいかないために浄土信仰*に頼りました。鎌倉・室町の武士たちは、禅宗を尊重しながら人を殺すことを厭いませんでした。戦国時代にポルトガル人宣教師から伝えられたキリスト教は、鉄砲や南蛮貿易を伴っていました。禁教が解けてからも、その背景には欧米の文明があり、高度な文明へのあこがれをともに歓迎されました。クリスマスだけでなく、最近ではハロウィーンもパーティやイベン

＊加持祈祷：密教では、行者が仏と一体化することによって加持力（かじりき＝神通力）が得られ、その加持力が祈祷による効果の源泉になる、と考えられている。

＊浄土信仰：死後に「浄土（じょうど）」に生まれ変わることによって救済される、とする信仰。阿弥陀仏の西方極楽浄土が有名であり、浄土宗などで念仏（南無阿弥陀仏）を唱えられるのは、極楽浄土に往生（おうじょう＝生まれ変わる）することを信じるからである。なお、「浄土」には多種あり、観音菩薩の補陀落（ふだらく）浄土、弥勒菩薩の兜率天（とそつてん）、薬師如来の浄瑠璃浄土などが知られる。

トして定着しつつあります。洗礼も受けず、神父が本物かどうかも確かめずにチャペルで結婚式をあげるカップルもいます。信者ではないけれど七五三は神社で、葬式はお寺で……これって、ただ宗教を利用しているだけじゃないの？　と言いたくなります。

宗教を自分の都合に応じて上手に利用するのは、もしかしたら日本人が無意識的にしている普遍的な行動なのではないでしょうか。紅葉が綺麗だからとお寺に行って、行ったついでにお参りする。でも、そのお寺の檀家になるつもりはない。宗教に関わる行動をしていたとしても、癒しと信仰は別物だということです。そうであるならば、信仰を求める人への援助をする〈狭義の宗教的ケア〉だけでなく、信仰を求めずに宗教を利用する人の援助も想定しておくべきではないでしょうか。スピリチュアルケアと宗教的ケアの狭間にある、〈宗教的資源の活用〉についてもっと真剣に考えた方がよいと思うのです。

このことを図11で説明します。図11のS〈スピリチュアルケアの領域〉とR〈宗教的ケアの領域〉の共通領域がC〈宗教的資源の活用〉です。前章ではCに当たる内容を省いて、A〈狭義のスピリチュアルケア〉について述べてきました。B〈狭義の宗教的ケア〉については後の節で述べます。原則として、病院等では、最初から宗教的行為を行うことはあり得ません。まずは傾聴もしくはA〈狭義のスピリチュアルケア〉のアプローチから始まり、患者のニードに応じてC〈宗教的資源の活用〉に展開するでしょう。実施する前には宗教的行為が伴うことを確認しておくべきです。さらに、B〈狭義の宗教的ケア〉のニードが発生したら（数は少ないでしょうが）、信仰を求めていることを確認してから教化もしくは儀礼を行うことになります。このようなプロセスを踏み、丁寧に対応することが、病院等の公共空間では必要とされます。そうでなければ、医療者と臨床宗教師との信頼関係が損なわれる可能性があります。

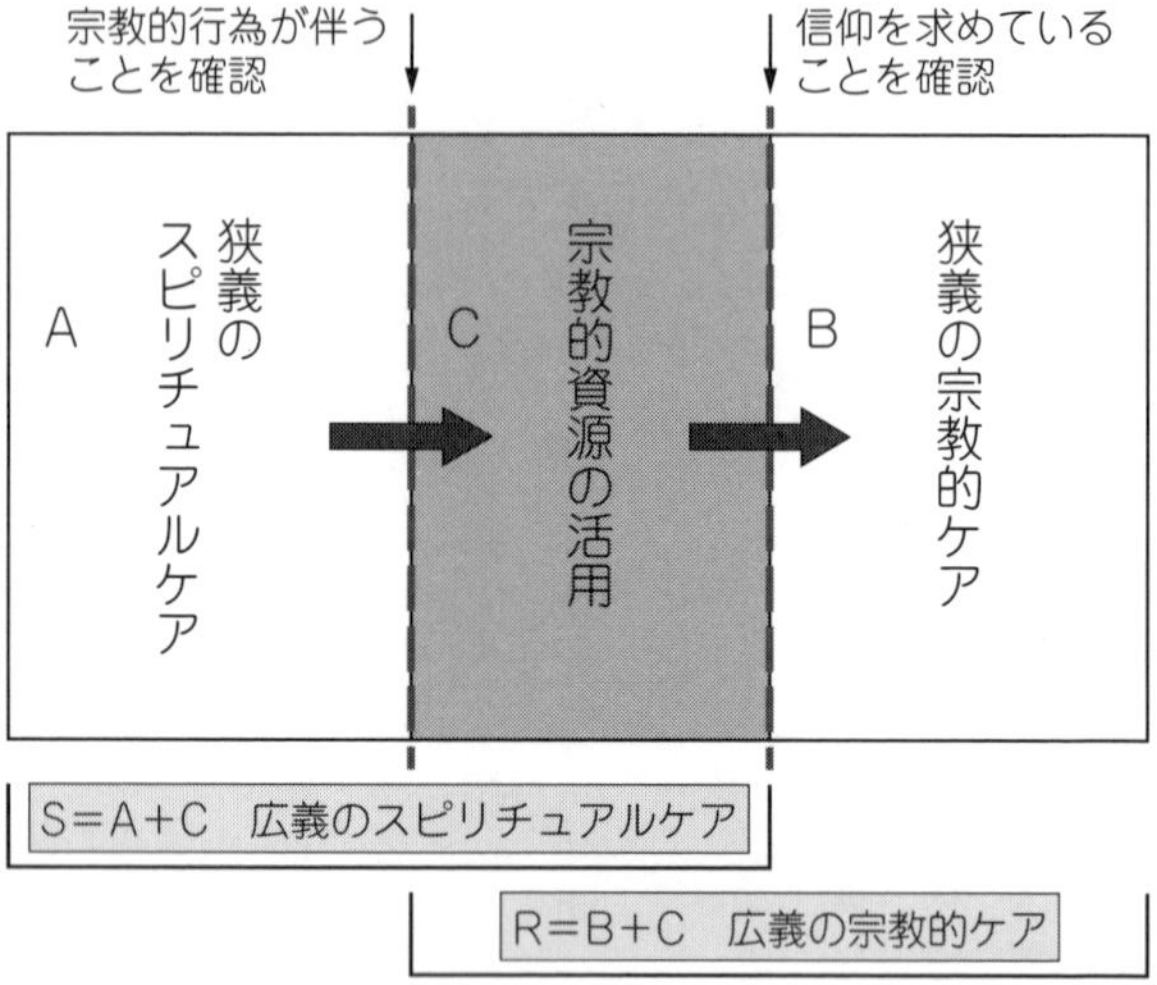

図 11　（谷山洋三. In：鎌田東二，編. 講座スピリチュアル学第 1 巻. スピリチュアルケア・ビイング・ネット・プレス. 2014. p.134）

コラム

■宗教的ケアのケースを紹介します。

R：70代、男性
C：臨床宗教師

緩和ケア病棟の病室（今回のニード表出前にも訪問したことがある）

Rさんから「僧侶の話を聞きたい」とのニードが表出され、そのニードをキャッチした主治医の依頼によってCが訪室した。一二言交わしてから、

R1　心が苦しいんです。
C1　どういうふうに苦しいんですか?
R2　精神的な辛さをなくすにはどうすればいいですか?（とCの回答を待つ）（Rさんは他者の援助を借りずに自分自身で解決しようとしていた）
C2　（どのような辛さなのかCが尋ねても、Rさんからは具体的な言葉がない。普段は聞き役に回っているCは、こういったケースには慣れていなかった。しばらく考えたところ、仏教用語の「四諦*」がCの頭に浮かんだ。）
C3　……諦めることです。諦めるということは、明らかに見ることです。
R3　（Cに耳を傾ける）
C4　Rさんの苦しみが何なのか私にはわかりませんが、Rさんの心のなかにある苦しみをよく観察してください。その嫌なものが向こうの方に岩のようになっていると思ってください。それを見るのは辛いでしょうが、遠くから見たり、チラッと見てみたりして……慣れてきたらゆっくりと近づいて行っ

***四諦（したい）**：4つの真理を示す仏教の基本的な教え。苦諦（くたい）：この世のすべては苦である（=思い通りにいかない）、集諦（じったい）：苦が生じる原因は執着である、滅諦（めったい）：執着がなくなれば苦は滅する、道諦（どうたい）：苦を滅する道がある。以上の4つを合わせて四諦という。

て、途中で休んでもかまいません。近くまで行ったら、裏のほうまでよく見てください。せっかく乗り越えたと思ったら、後ろに川が流れていたなんてことがないように（こう言ってRさんに指針を示しながらも、Cはもう一度傾聴するチャンスをうかがった）。

C5　できれば、嫌なものを口から出しながら味わってください。

CはRさん自身のペインの表出を再度期待したが、その意思が感じられなかったので辞去した。その後1週間以内に3度訪室したが、依然として具体的な苦悩の吐露はなかった。無理に苦悩を引き出そうとするアプローチはむしろ迷惑であろうと判断し、Rさんの自己内省を待つことにした。約3週間後、Rさんより「悟った」との言葉があった。

【考察】

Rさんはあらかじめ「僧侶の話を聞きたい」という明確なニードを表明している。多くの場合、「話を聞きたい」と言いながらも対話になるのだが、このケースでは文字通りのニードであったために、Cは戸惑ってしまった。ニードが明確なので、Cとしては仏教の教えを話すことができた。

「四諦（したい）」とは、苦諦（この世のすべては苦である）、集諦（苦が生じる原因は執着である）、滅諦（執着がなくなれば苦は滅する）、道諦（苦を滅する道がある）の4つの真理のことで、仏教の基本的な教えである。

Cは、その教えをそのまま伝えるのではなく、Rさん自身に考えてもらうことにした。苦を滅するためには、何はともあれその苦の正体を突き止めなくてはならない。その最初の段階だけを説明した。Cはその後の展開にもお付き合いするつもりだったが、Rさんは何も語らなかったために、Rさんの内省を待つしかなかった。結果的には、Cはヒントを与えただけで、Rさんのセルフケアだと言える。

宗教的資源の活用なのか、狭義の宗教的ケアなのかは、Rさんの元々の信仰とその後の信仰の変化を確認していないために判断できないが、どちらの可能性もあり得る。

2 宗教的資源の開発

宗教的資源を活用することは、寺社教会の観光のように、ありふれたことだと述べました。そうであるならば、様々な宗教的シンボルが活用できる、ということになります。寺社教会の建築物、境内や敷地の風景、仏像、神像、十字架、マリア像、お墓、仏壇、神棚、祭壇、位牌、神札（お札）、数珠、ロザリオ、僧侶の袈裟・黒衣、神職の装束、神父や牧師のガウンや肩にかけるストール（図12）、シスターの修道服、など正式な形式をもつもの。そして、宗教性をイメージさせるものとして、作務衣、坊主頭、ローマンカラーのシャツ、宗教をモチーフにし

図 12　僧侶とともに行脚する牧師
詰襟のような襟のあるローマンカラーのシャツの上に、ガウンとストールをまとっている。

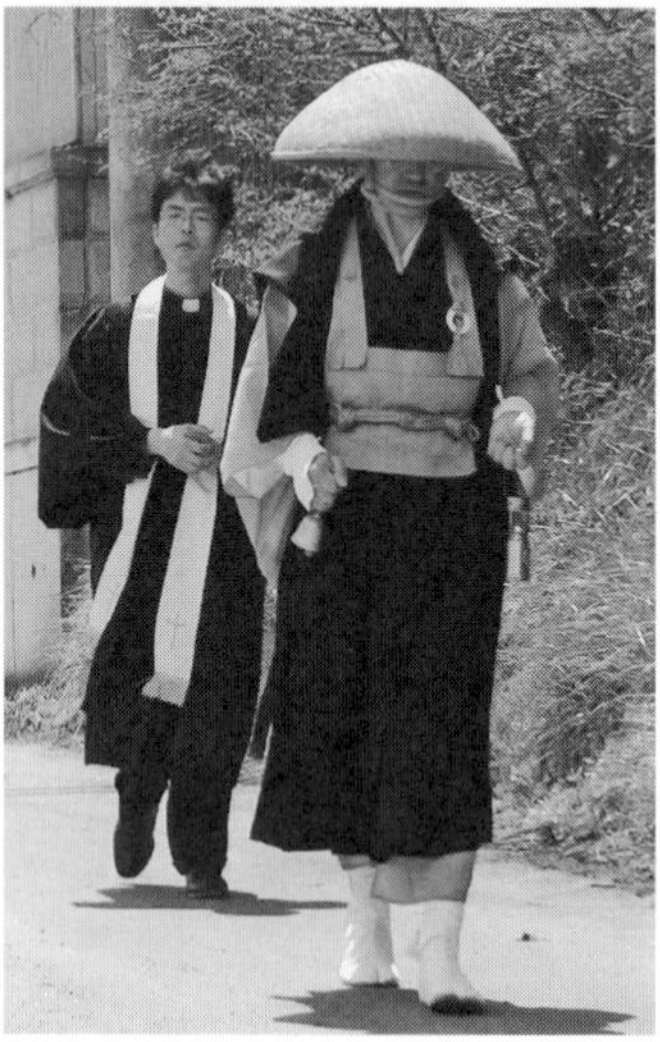

た絵画、など。さらには、デフォルメされたお地蔵さん、ゴミ捨て場にならないように立てた小さな鳥居、ステンドグラス、結婚式のためだけに作られたチャペルや神殿、腕輪数珠と同じ形のブレスレット、十字架のネックレスといったものもあります。

東日本大震災の被災地で活動している、傾聴移動喫茶カフェ・デ・モンクでは、２０１１年5月の活動開始当初にはなかったのですが、その後、支援物資として位牌、腕輪数珠、石を削った小さなお地蔵さまが、スタッフに送られてきたために、夏頃から希望者にそれらを配付するようになりました。12月に牧師と僧侶が協力して開催した「クリスマス・ランチ・パーティ」では、希望者に腕輪数珠を配付したところ、長蛇の列ができました。一人ひとり祈りを込めて手渡したのですが、涙を流して受け取った人もいました。まさに、宗教的資源の活用です。

図13 クリスマス・ランチ・パーティで腕輪数珠を手渡す僧侶（筆者）

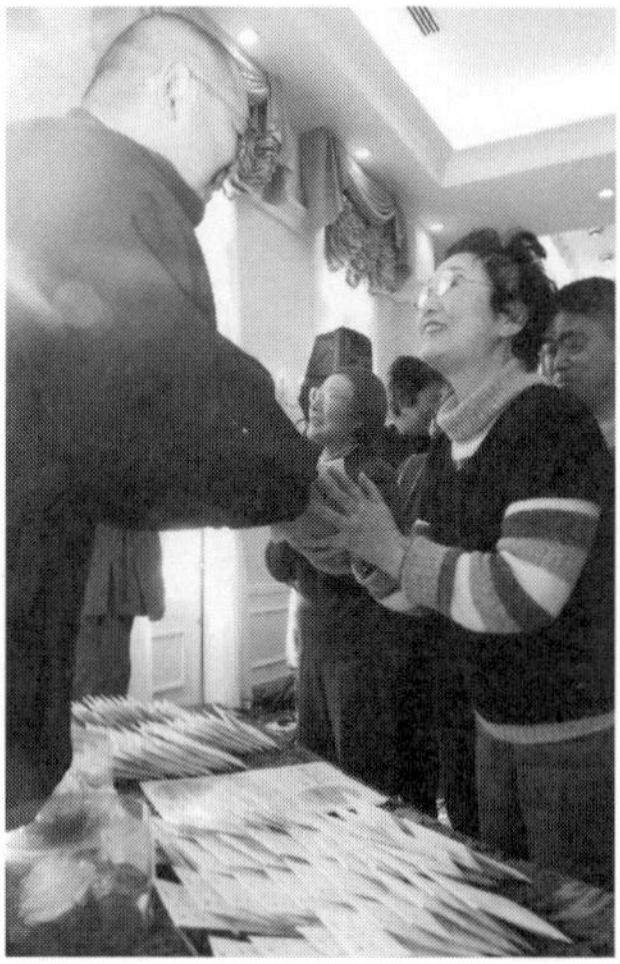

年が明けて、支援物資がなくなると、位牌以外はカフェの時間内に手作りするようになりました。カフェの利用者自身が、ビーズで腕輪数珠を、また粘土でオリジナルの「手のひら地蔵」を手作りするのです。この作業には2つの効果があるように見えます。1つは、地蔵や数珠を作りながら、これまでの苦労や心配事を話すきっかけになる、ということ。もう1つは、反対に、思い出したくもないトラウマ的な体験を、誰かに話すことによってではなく、地蔵や数珠に祈りを込めながら作ることができる、ということです。

図14 手のひら地蔵と腕輪数珠

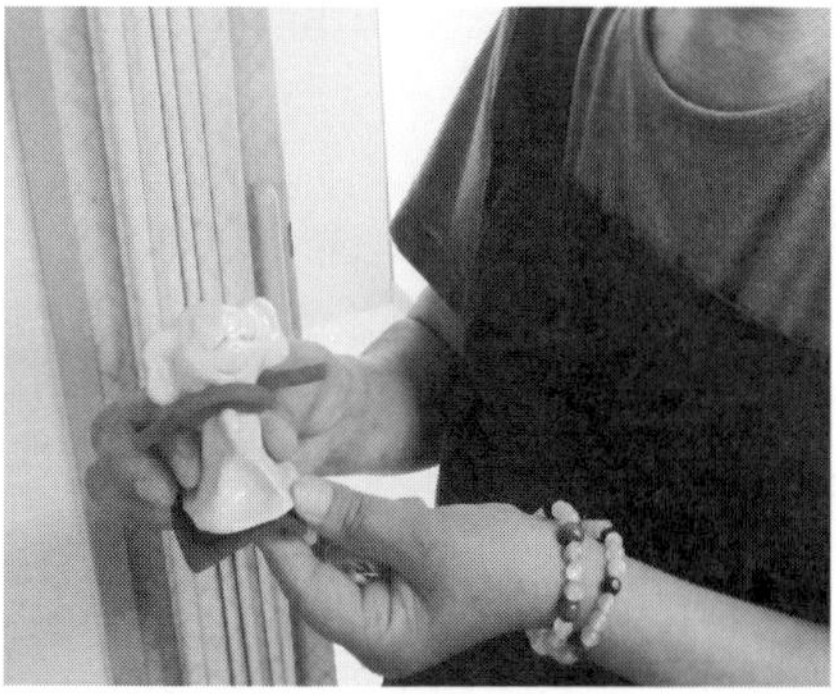

私自身が、カフェ・デ・モンクに数十回

参加して、実例を体験することによって、スピリチュアルケアと宗教的ケアの共通領域に、宗教的資源の活用という概念を当てはめてみようという、大きなきっかけになりました。

他にも活用できるものがないか、いろいろと考えています。ここで紹介したいのは、臨床宗教師研修の実習で、ある牧師さんが行ったケアをヒントにしています。彼は、在宅ケアの場で実習をしていたときに、患者さんのニードを察知して、「聖書の言葉が書かれた絵はがき」を手渡し、喜ばれたと報告しました。

図15　みことばはがき

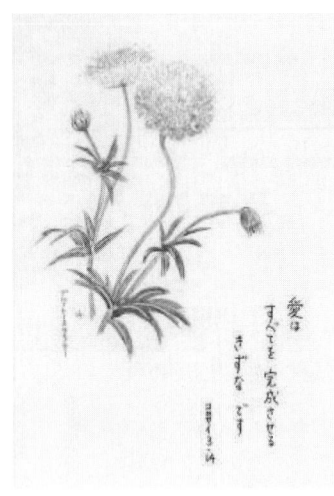

この絵は、その時に実際に渡されたものではないのですが、クリスチャンがよく使うもので、「みことばはがき」「聖句入り絵はがき」「聖句カード」と呼ばれています。ブルーレースフラワーの絵と、

愛は　すべてを　完成させる　きずな　です
コロサイ3・14

と書かれています。「コロサイ3・14」とは、新約聖書の「コロサイ人への手紙第3章第14節」を意味しています。仏教者である私の感覚によるものなので、まちがっているかもしれませんが、私はこの「コロサイ3・14」という出典が書かれていない方が、より多くの人に受け入れられるのではないかと思います。「愛は　すべてを　完成させる　きずな　です」だけであれば、誰が作ったのかわからないけど、内容自体は普遍的なので、仏教者でも無宗教者でも、無神論者でも受け入れることができそうです。聖書の出典があると、なんとなくですが伝道の臭いがするのです。

もちろん、このような絵はがきはキリスト教の伝道を、ある程度意識して作成されているのでしょうから、出典は必要だということは理解しています。しかし、伝道を目的としないケアのために用いるのであれば、むしろ出典はないほうがよいのではないか、ということなのです。

3　狭義の宗教的ケア

いくつかのアプローチがありますが、狭い意味での宗教的ケアの代表的なものとして次の3つが考えられます。

まずは**〈信者のための儀礼〉**です。聖職者が介在する場合と、しない場合があります。毎朝仏壇に手を合わせて読経する。食事の前にお祈りをする。定期的に聖職者に会って儀礼を行ってもらうということです。実際、緩和ケア病棟や老人ホームでは、小さな仏壇・仏具が個室に持ち込まれることがあります。一般病棟でも、数珠、聖書、神社のお守りなどをベッドサイドや床頭台においてある人がいます。日本では病院などで聖職者の姿を見かけることが少なく、また、病院が祈りの場を設置するようなケースは宗教系病院を除いてほとんどありませんが、本当にそれでよいのでしょうか？　病気になったときこそ祈りたいと思う患者、家族はたくさんいるはずで、病院の地下室でもよいので観音様、薬師如来、神棚、十字架などが賽銭箱とともに安置されていれば、多くの人がお参りに来ると思います。余計なことですが結構な金額の雑収入になるのではないでしょうか。

私は2014年11月にアメリカのペンシルヴァニア大学病院を訪問しました。常勤・非常勤会わせて15名のチャプレンが在籍しており、院内にはInterfaith Chapelと名付けられたチャペルもありました。超宗派超宗教の礼拝室という意味です。正面は格子状のタイルのような模様の壁になっており、チャプレンの説明によると多くの十字架をモチーフにしながら十字架には見えないようにデザインされており、多様な宗教を表現しているということでした。別の壁にはキリスト教徒のために十字架、メッカの方角を示したイスラム教徒の礼拝スペース、ユダヤ教徒のスペース、そして仏教徒のための小さな仏像もありました。多様な宗教が同居しているユニークな空間ではありますが、宗教性が尊重されている印象でした。

その前日に訪れた、ボルティモアのジョンズ・ホプキンス病院では、キリスト教の雰囲気がある古いチャペル（しかし十字架はない）の他に、新しいInterfaith Chapel がありました。チャプレン（日本人の天台宗僧侶）に案内してもらいましたが、新しいチャペルでは宗教的なアイテムは棚の中にしまい込まれていて、洗練されたデザインの集会所といった雰囲気でした。正面には聖餐式に使えそうな、教会にありそうなテーブルがあり、チャプレンへのリクエストや祈りを捧げるために用紙がおいてあるぐらいで、洗練されす

図16　ペンシルヴァニア大学病院内のチャペル

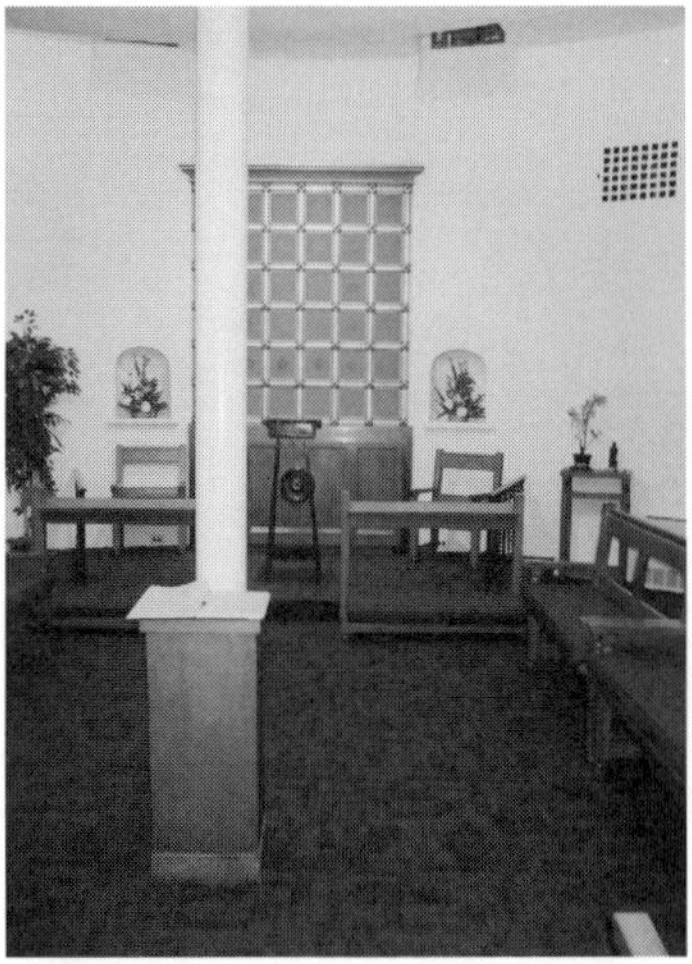

図 17　ジョンズ・ホプキンス病院内の新しいチャペル

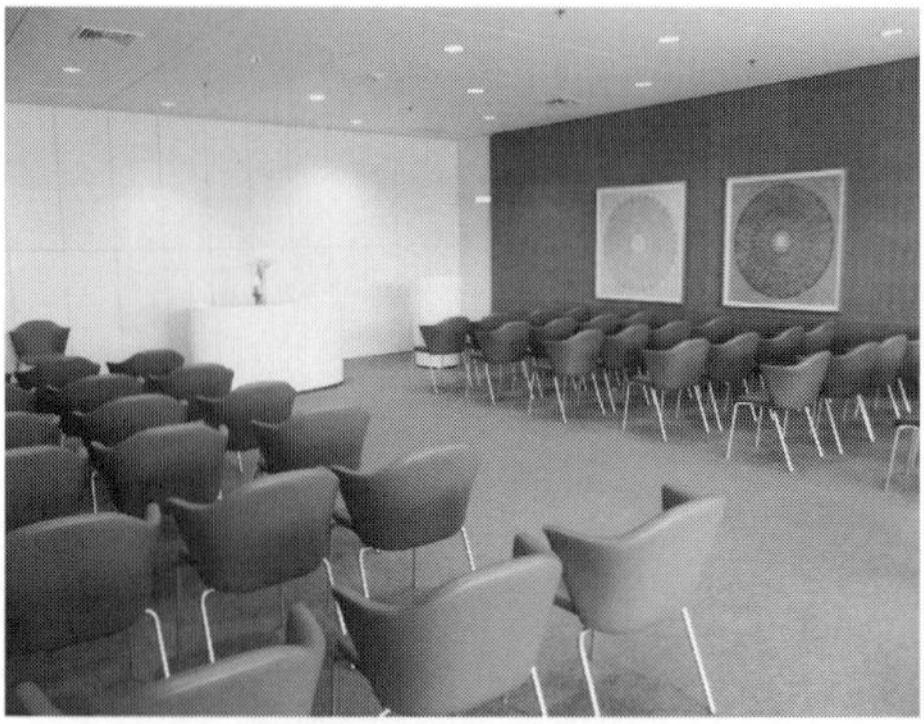

図 18　ジョンズ・ホプキンス病院内の古いチャペル

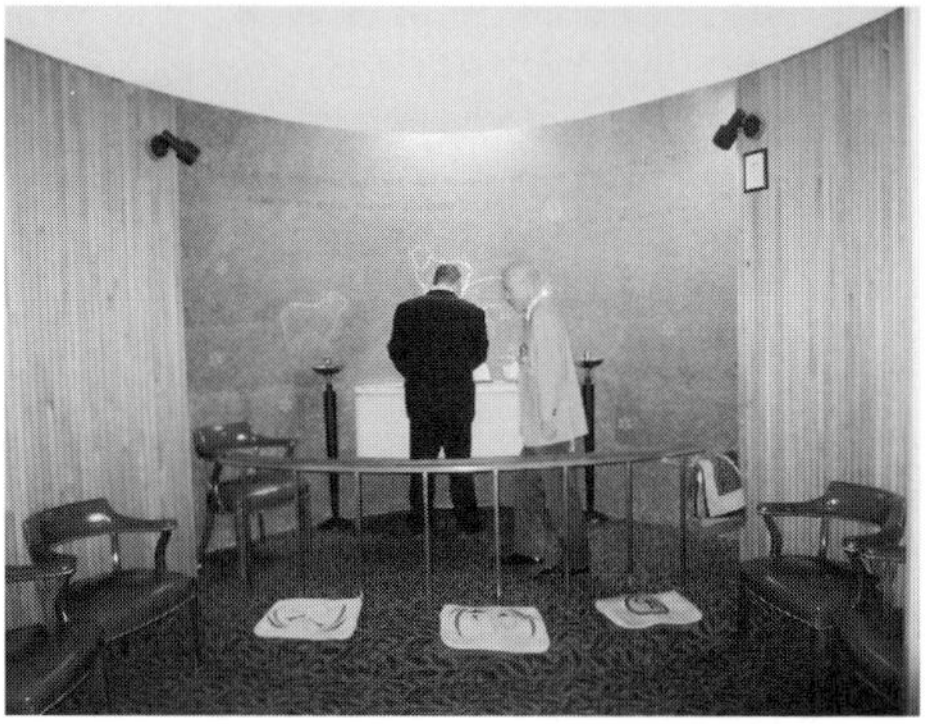

ぎて無味無臭という印象でした。案内してくれたチャプレンによると、キリスト教の雰囲気がある古いチャペルの方がよく人が訪れるということでした。

さて、数としては多くないかもしれませんが、すでに特定の教義を信じている人の場合は、儀礼だけではなく、教えを求める人もいます。元々信仰している教えのなかで、理解が難しかったり、迷いが生じたりするために、信仰仲間や聖職者と教義に関する対話をしたい、というニードが発生することがあります。所属する寺社教会の宗教者が訪問してくれればそれで問題ないのですが、日本では宗教的マジョリティの仏教僧侶や神職が、檀家さんや信者さんを見舞うことはあまり見かけません。実に不幸なことです。この点については後で改めて述べることにしますが、このようなニードに対するケアを**〈既信者教化〉**と呼ぶことにします。既信者教化には、宗教的な専門知識をもつ人が不可欠です[vii]。

日本最初の仏教系緩和ケア病棟である長岡西病院ビハーラ病棟には、常勤ビハーラ僧だけでなく、地元の僧侶たちがボランティア・ビハーラ僧として活動しています。かつて私がビハーラ僧として働いていた頃に、（まれなケースでしたが）お坊さんと教義に関する話をしたいという患者さんがいました。また、毎日朝と夕方に仏堂でお経があがり、法話もしていました。他の病棟も含めて、ベッドから動けない患者のために、院内のテレビで仏堂の様子を視聴することができます。これも、希望者だけが参加・視聴するので、確認はできませんが既信者教化の機会になっていたケースもあるかもしれません。

仏教徒としての自覚がなくても、仏教の教えを学びたいと思って法話を聞く人もいるでしょう。その人が新たな信仰を得ることを目的にしているのであれば、そのニードへのケアが必要です。これを**〈未信者教化〉**と呼びます。キリスト教系のホスピス緩和ケア病棟での事例で、亡くなる前に洗礼を受けたという報告が

vii 谷山洋三．宗教的ケアにおける教化の二側面〈既信者教化〉と〈未信者教化〉．仏教看護・ビハーラ．2013；8号：76-88頁

いくつもありますが、ビハーラ病棟でも帰敬式という、生前に法名*を授かる儀式をベッド上で受けた患者さんもいました。また、無神論者を自認する患者さんが、亡くなる1週間ほど前になって「法話を聞きたい」「坊さんを呼んでくれ」と言い出したこともありました。ビハーラ病棟なので、ニード発生からわずか数分で対応できましたが、普段から宗教者が関与していない施設ならば、介入開始までに数日から数週間かかってしまい、患者さんのニードを叶えられなかったかもしれません。

このような事例が研究会などで発表された場合に、「押しつけだ」と言われることはめったにありません。患者本人と家族の希望を叶えており、宗教者も丁寧に対応していれば問題にならないはずです。本人と家族が望むのであれば、周囲の迷惑にならない範囲において、〈信者のための儀礼〉〈既信者教化〉〈未信者教化〉は尊重されるべきです。憲法が保証する信教の自由がその根拠です。しかし、患者さんはかなり遠慮がちにしているのではないでしょうか。もし「神父様を連れてきてくれ」と言われたら、ビハーラ病棟でも1週間以上かかるでしょう。いつ命が途切れるかわからないような現場では、1日遅れるだけでもコミュニケーションができなくなってしまい、結果的にはそのニード（スピリチュアルペイン）に対応できないまま終わってしまう可能性もあります。臨床宗教師は、

*法名：いわゆる「戒名（かいみょう）」のことだが、浄土真宗では「法名（ほうみょう）」という。

このような場面に最大の効果を発揮することができます。仮に、別の教団についてのニードであっても、臨床宗教師には横のつながりがあるので、即日とは言えないまでも、数日のうちに仲間のつてを頼って当該の宗教者を連れてくることができます。

コラム

■宗教的ケアのケースを紹介します

S：80代、男性、下半身不随、難聴
T：80代、男性、胃がん
N：看護師
C：臨床宗教師

緩和ケア病棟の病室（Sさんとは20回以上、Tさんとは10回以上は話したことがある）

SさんとTさんは、4人室の隣同士で、2人とも浄土真宗寺院の役員を務めたことがあるそうだが、信仰が篤いというほどでもなかった。Sさんのおむつ交換に行ったときに。

S1　いや〜〜、あんたにしてもらうとは、申し訳ない。
C1　そんなことないよ。いままでさんざん人の世話してきたんだから、今度は受ける番だよ……。Sさん、功徳ってわかります？

S2　はあ、功徳ね。

C2　功徳を積むためには、仏さんでも誰でも、相手が要りますよね。今、こうやっていろんな人の世話になってるけど、世話する相手がいなけりゃ功徳が積めないんですよ。功徳を積ませてもらう人にとっては、Sさんは仏さんと同じくらい大切な人なんですよ。

S3　はあ~、なるほど。そういう考え方もあるのか。

C3　こっちが功徳をいただいてるんだから、遠慮せんでいいの。

Sさんは難聴なのでCは大きな声で話していた。そのため、隣のTさんにも聞こえたようだ。Tさんの傍らにいた看護師が言った。

N1　Cさん、Tさんにも聞かせてあげて。

C4　はあ?……ああ、聞いてたのね。

ということで、CはTさんのベッドサイドに行った。Tさんはすでに目を閉じてウンウンと頷いていた。

C5　Tさん、あんたも仏さんと同じくらい大事な人なんだよ。

等々、TさんにもSさんと同様にお話をした。

【考察】

Sさん、Tさんともすでに信頼関係が構築されており、Cが僧侶であるという認識もある。CはSさん、Tさんが、それぞれ菩提寺の役員をしたことがあると直接聞いており、仏教について話をすることにはお互いに抵抗がない状況だった。

Sさんは、Cが排泄ケアをすることを想定しておらず、僧侶にしてもらうことに抵抗があった。そこでCは「功徳（くどく）」という仏教語を用いて、その抵抗感を低減させた。仏教語を理解してもらうこと（教えを説くこと）が目的ではなく、それを手段として用いたという意味では、宗教的資源の活用と言える。
また、浄土真宗では人間による功徳と回向（えこう）*について説かれることはないので、その意味でも＜既信者教化＞に当てはまらず、むしろ、＜宗教的資源の活用＞と言うべきである。

*功徳と回向：功徳とは、善い行いをすることによって得られる目に見えない利益のことで、得られた功徳を他の存在に差し向ける（回向する）こともできる。仏教の基本的な教義であり、法事などの追善供養の目的は、功徳を積み、それを物故者に回向することにある。ただし、阿弥陀仏による絶対他力を旨とする浄土真宗では、このような考え方を採用しない。

4 宗教的ケアのプロセス

先に、傾聴と反復という方法はローリスク・ローリターンで、助言という方法はハイリスク・ハイリターンだという話をしました*。さて、寺社教会の宗教者とその信者という関係はどうでしょうか。信者になったばかりであれば、まだ信頼関係が醸成していないでしょうが、一般に信者は宗教者を尊敬・尊重する傾向、もしくは何かを期待する傾向にあります。そのため、宗教者側からの信頼よりも、信者側からの信頼が強く、いわはアンバランスな状態になりやすいでしょう。信者からの信頼が強ければ、宗教者の言動は、多少のリスクがあっても受け

*第3章4．77頁参照

入れられやすくなります。宗教者として長年の経験があれば、上意下達的なコミュニケーションが日常になってしまうので、それが落とし穴になってしまうこともありえます。逆に、宗教者がローリスクな方法に偏ってしまうと、かえって信者の期待を裏切ることもありえます。さじ加減が難しいところですが、宗教者だけでなく、医師や教員のような権威的な存在として認識されやすい職種も、同様の注意が必要です。

臨床宗教師は、病院等の公共空間で活動します。初対面の患者との対応を想定すると、最初はローリスクな方法ということで、傾聴と反復から対話を始めることになるでしょう。しかし、患者が臨床宗教師に何らかの期待、例えば助言を求めているのであれば、そのリクエストに適切に対応すべきです。

基本的には、ケアのプロセスがあると思っていた方がよいのです。先ほどの宗教的資源の活用を説明した図11*に従って、簡単に説明すると、まずは〈狭義のスピリチュアルケア〉から始めます。対話や傾聴から始めることで、信頼関係を構築していきます。次に、もしケア対象者が宗教的なニードをもっていたならば、ケア提供者は宗教的行為が伴うことを確認してから、〈宗教的資源の活用〉に展開します。ほとんどの場合はここまでですが、ケア対象者の中には信仰を求めている人もいます。その場合は、〈狭義の宗教的ケア〉に移行することになり

*第4章102頁参照

ます。特に新しく信仰を得ようという人や、改宗しようという人の場合には、その本人だけでなく、家族の同意も欲しいところです。既存の信仰を深めるためには、その教団の宗教者が関わることが望ましいのですが、ある程度の知識と寛容があれば、表面的な内容については、他の宗教者などが関わることも可能です。

コラム

■宗教的ケアのケース

V：70代、女性
C：臨床宗教師
Vさんの自宅（仮設住宅）

カフェ・デ・モンクが終わって撤収作業をしていたところに、Vさんが「浄土真宗のお坊さんいませんか?」と尋ねて来たので、C（真宗大谷派）が対応した。Vさんの自宅に行き、お話を伺った。

Vさんは、津波で夫を亡くした。他県出身であり、菩提寺はなかったが、夫は西本願寺（浄土真宗本願寺派）と縁があったので、地元の同宗派の僧侶に葬儀をしてもらった。その地元のお寺も津波被害に遭っているため、Vさんとしてはそのお寺の墓地にお骨を収めたくないと言う。

Vさんは、市営墓地も考えているけど、お寺さんにもお願いするから、お寺を紹介してほしいと言うので、後日、近隣の寺院についての情報を伝えた。その後、一周忌だけでいいのでCに読経をして欲しいというので、受けることにした。読経後の会話。

V1 できれば、Cさんのお寺にお願いしたいんだけど。

C1 (驚く) えっ、う～ん (困る)、でも、私の実家の寺は県外ですよ。それに、ご主人は西本願寺にご縁があったんだから……ウチは東本願寺なので。

V2 浄土真宗だから、どっちでもいいのよ。

C2 ……まあ、それはこだわらないにしても、お墓参りをしたり、お坊さんを呼んだりするにしても、近い方がいいですよ。

V3 Cさんにはお世話になったから、お願いしたいんだけど。

C3 う～ん、困りましたね (これじゃあ布教したみたいだ)。あの～、お墓のことは、Vさんだけじゃなくて、息子さんや娘さんも関係するので。確か、息子さんは北関東にお住まいなんですよね。将来、息子さんがお墓を守ることも含めて考えないと、かえって困ることにもなりますよ。そんなに急がなくてもいいので、息子さんと相談して、ゆっくり考えて下さい。

V4 そうですか……。

と、この日は結論を先送りにして辞去した。

1年後、Cが修練のため本山にこもっている間に (Cとは連絡がとれない)、VさんはCの実家に電話をかけてくれて、「同県内の本願寺派のお寺にお願いすることにした」、という連絡があった。

【考察】

カフェ・デ・モンクでは、同様の相談がもちかけられることがある。同じ宗派同士でも、菩提寺を替えるということは、檀家さんだけでなく、僧侶にとっても問題をはらむ。一般には、県外に引越して地元に戻ることがない、という理由で菩提寺を替えて、墓を整理して遺骨も移すということがある。しかし、これが同じ県内であれば、そこには僧侶同士の人間関係があるので、悪影響を与えかねないのである。それだけではなく、倫理綱領によって明確に布教伝道を戒めているので、このような相談は丁重にお断りしている。

このケースでも、Cは倫理綱領を遵守しているが、それは自己防衛ではないかという批判もあるだろう。その批判は受け入れざるを得ない。しかし、Vさんやその家族にとって、新しくお墓を建てるのに、わざわざ遠くのお寺・墓地を選択する必然性はない。定期的に、もしくは思い立ったときに、容易にお墓参りができることは、宗教的ケアやグリーフケアの観点から見ても大切である。Cが固辞したことは、Vさんのためになっていると思える。

5 死について考える

宗教的ケアのプロセスを考えるときに、死をテーマにするとわかりやすいと思います。「死んだらどうなる?」という質問に、臨床宗教師がどのように対応するべきなのか、ということです。

「死んだらどうなる?」この質問の直接的な内容には3つのことが想定されます。死の瞬間、自分の死後の状態、つまり、1つ目にあの世があるかないか、2つ目にあるとすればどのような世界なのか、ということです。3つ目は、この世のことです。自分の葬儀や墓のことは、残された家族に任せるしかないのですが、生きている間にある程度の準備はできます。いわゆる終活です。そして、残された家族がどのような生活を送るのか、という不安もあります。

さて、これら3つのうちの2つ、つまり自分の死後の状態(死後観)を想定していくつかの対応法を考えてみます。

実は、このテーマは、在宅緩和ケア専門の岡部医院の創立者で、「臨床宗教師」の名付け親でもある故・岡部健先生からいただいていた宿題と共通するものでした。岡部先生は、臨床宗教師に「死という暗闇に降りていくための道しるべを示して欲しい」[viii]と期待していました。しかし、私にとってそれは大変な難題でした。ケア提供者が安易に「死んだらこうなりますよ」と言ってしまうと、それは押しつけになる可能性が大きいのです。

では、どうすればよいのか? 色々と考えましたが、答えは単純なことでし

viii 奥野修司.看取り先生の遺言 がんで安らかな最期を迎えるために.文藝春秋.2013.49-52頁.

た。それは、ケア対象者に確認をするということです。対応の基本は、傾聴し、信頼関係を築くことです。しかし消極的な傾聴だけでは、ケア対象者のニードに応えられないこともあります。「踏み込む」ことが求められることもあります。でも、踏み込む前に確認するべきです。質は違いますが、医療処置と同じように、迷ったら目の前にいる当事者に特定の対応をしていいかどうかを尋ねてみればいいのです。

死については、自信を持って語ることのできる人もいれば、そうでない人もいます。宗教者であれば、だれもが自信をもって語れるのではないかという期待感があるかもしれません。しかし、それぞれの宗教宗派の教義に照らし合わせると、必ずしも明確に語れるとは限らないのです。

また、「死んだらどうなる?」という質問に対して、言葉通りに返答すればいいというものでもありません。その質問に付随する、もしくは隠れている思いも丁寧に受け取っていかねばなりません。そこで、次のように7つのパターンを考えてみました[ix]。

(1)「『死んだらどうなる?』って考えているんですね」

これは「反復」という対応方法です。反復することで本人もさらに考えたり、話を膨らませてくれるかもしれません。最もリスクの低い対応だとも言えます。

ix 谷山洋三. シンポジウム3 死んだらどうなると聞かれたら. 3. 死後のことについて考えてみるために. 死の臨床. 2015; 38(1).

JCOPY 498-05718

しかし、場合によっては「はぐらかされた」という印象を与えてしまう可能性もあります。他の対応にも当てはまりますが、「死んだらどうなる？」という疑問がなくなるとは限りません。

(2)「どうしてそのことを聞きたいんですか？」

ケア提供者の雰囲気によっては「そんなこと聞かないで！」というメッセージになる可能性があるので、「教えてほしいんです」という雰囲気を伝えることが大切です。その質問をする理由を話してもらうことで、その言葉の奥にある不安の内容が明らかになります。必ずしも死にまつわることではないかもしれませんが、本人にとっても気づきがあるかもしれません。他の対応にも当てはまりますが、（生死を問わず）人間関係における複雑な感情を解きほぐしていくことも大切です。これも「死んだらどうなる？」という疑問がなくなるとは限りません。

(3)「あなたのおばあさんはどうなったと思いますか？」

多くの場合は、祖父母のどなたかは亡くなっているでしょう。その亡くなっている方の死後について、どのようなイメージをもっているのか、という質問です。そのイメージをそのままご本人の死後のあり方にしてもらうこともできます。もちろん「おばあさん」でなくても構いません。本人が再会を願っている人の方がイメージしやすいでしょう。

亡くなったペットをイメージしてもらうという手もありますが、「人間と動物はあの世を共有できるのか」という難問に突き当たる可能性があるので、あまりお勧めできません。

(4)「私が考えていることをお話ししてもいいですか?」

「自分の考えを押しつけるつもりはないけど」、という含意があります。本人の了解をいただくという意味もあります。「私はこう考えていますが、あなたが信じるかどうかはお任せします」という態度で始めます。もし、本人がケア提供者の死後観に賛同するならば、それを信じるように支えることになります。さらに「(死後に) あなたと再会したい」という展開になるならば、その再会を約束します。本人やケア提供者の知人 (物故者) に登場してもらう、という手もあります。

(5)「誰もが同じ道を通るんですよ」「みんなの記憶に残ります」

この2つは事実を伝えています。「誰もが同じ道を通るんですよ」という声かけは、「自分だけが死ぬんじゃない」という意味になります。実際に、私たちの先祖は全員亡くなっていますし、私たちの子孫も必ず死を迎えます。そのことを厳然と突きつけるのではなく、「私もそのうち死を迎えます」という諦観をもって、優しく伝えてみましょう。

「みんなの記憶に残ります」は、「完全に消えるわけではない」という安心につながることもあります。少なくとも本人に出会った人たちは覚えているので、長ければ100年ぐらいは継続できますし、伝承してもらえればさらに「長生き」します。しかし、「消えること」が安心になるという人もいるので、確実ではありません。

(6)「どうなりたいですか？」

いきなり問い返すと本人が戸惑いますが、信頼関係ができていて、ある程度話が展開していればこのように尋ねることができます。死後のことがわからなくても、確信できなくても、想像することは自由です。

(7)「私もよくわからないけど、一緒に考えましょう」

切迫した状況でなければ、その場で一緒に考えて、疑問を抱えた人間同士として素直に話し合ってもいいのではないかと思います。

このように7つの対応を提案してみましたが、他にもたくさんあるでしょうから、皆さんも考えてみて下さい。しかし、マニュアル化してしまってはいけません。柔軟に、臨機応変に対応すべきです。ケア対象者に個別性を尊重し、丁寧な対応をするためには、何よりも信頼関係が不可欠です。

ところで、死生観（死後観を含む）は「確立」すべきものなのでしょうか？ホスピス緩和ケアの世界では、「死を迎える患者さんに対応するためには、まずケア提供者が死生観を確立するべきだ」という提言がなされることがあります。しかし、死生観は死の直前になっても変化することがあります。ですから、死生観を「確立」するということはとても難しいことなのです。その点において、「確立すべきだ」という提言には少々無理があるように思います。

しかし、「確認」することなら簡単にできます。

学生たちに「死後のことを『確立』しなくていいので『確認』して」と問いかけると、自由にイメージしてくれます。例えば、「自分は消えてしまうと思うけど、おじいちゃんはあの世にいる」といった、矛盾もあります。死生観は必ずしも合理的ではなく、「信じるか信じないか」という性質のものなので、矛盾しても構わないのです。大切なのは、今の自分がどういうイメージをもっているかを「確認」することなのだと思います。参考までに私が作った死後観の7つの分類を紹介します[x]。

①特定のイメージを伴った別の世界に行く（例：天国、浄土、極楽、地獄、黄泉、三途の川など）。

②超越的存在と合一する（例：神仏・宇宙と一体化する、永遠のいのちに溶

x 谷山洋三．スピリチュアルケアにおける死後存続の信念とその意義．四天王寺国際仏教大学紀要．２００４；38号．

け込む、祖霊になる)。

③魂が肉体から分離する(さらに他の肉体に入る)(例:輪廻転生、生まれ変わる、中有など)。

④(普段の様態はさておき)特定の時期・機会にこの世に現れる(例:お盆、お迎えなど)。

⑤この世になんらかの形で留まる(例:草葉の陰で見守る、星になる)。

⑥生きている人の記憶の中に留まる(例:作品を残す、歴史に名を残す)。

⑦無になる(例:自己の消滅、遺体だけが残る)。

①②③は、様々な宗教の教えになっているものもあります。④⑤は民間信仰的な内容です。⑥は事実で、例えばお釈迦様は2600年ぐらい人々の記憶として生き続けていることになります。⑦を信じることで安心できると言う人もいます。

死後の不安を緩和するにはあの世を肯定すればいい、と考えるのは早計です。あの世での嫌いな人との再開を不安に思う人や、地獄に落ちるかもしれないと思っている人もいます。例えば、姑と不仲だった女性が、死後の姑と再会することに不安を覚えることもあります。このような場合には、例えば亡き姑と和解することが必要になります。大切なのは、死後観そのものよりも、その意味付けなのです。

コラム

■スピリチュアルケアと宗教的ケアが混在するケース

W：70代，女性
C：臨床宗教師
緩和ケア病棟

W1：私のとこはナムアミダブツ。
C1：それじゃあ，死んだらアミダさんのところにいけるね。
W2：お浄土ですか？　どうだか？（何かスッキリしないものがありそうな様子）
C2：何か悪いことでもしたの？　何かあるんだったら，今のうちに言っておかない？
W3：……ばあちゃん（姑）に冷たくした。
C3：姑さんはイヤな人だった？
W4：イヤな人だった。ほんとにつらかった。
C4：つらかったんだねぇ。ひどい姑だねぇ。
W5：もう，針のムシロだった。
C5：それなら，（マクラをもって）「この，くそババァ」って叫んで，代わりにこのマクラを殴ってやろう。
W6：くそババァ！（と，マクラを数回たたく）
C6：もういいの？　許せた？
W7：いろんな人がいるから，仕方ない。

C7：じゃあ、こんどはWさんが謝ろう。鬼ババだけど、あなたも冷たくしたんだから。
W8：ごめんなさい（手を合わせ、涙を流す）。
C8：これでお浄土にいけるね。
W9：でも、（姑には）会いたくない。
C9：ダンナさん（亡夫）なら会える？
W10：ダンナなら会える。
C10：じゃあ、死ぬときには、ダンナさんに迎えに来てもらって、アミダさんのところまで連れてってもらってね。
W11：わかった。

【考察】

Cが作務衣を着て訪室したため、いきなりW1の発言から始まったので、Cは仏教的な話が許容されたと判断した。ところが、主要なテーマは仏教的とは言えず、亡き姑さんとの和解が課題となった。

一般に和解のためには、その相手の方の許し（もしくはそれに近い対応）が期待されるが、死者の場合には、本人の物語の再構成によって許しが成立することがある。もちろん和解のためには、本人の謝罪も必要である。この事例では、相手が不在であることから、まずは相手へのネガティブな感情を表出することにより、謝罪のための準備をした。相手が生存していて、対面できるのであれば、謝罪の後で相手に許してもらうことになるだろう。

W3～W8は和解というスピリチュアルケアの場面であり、その後が宗教的ケアと言えよう。とはいえ、教義的な縛りは弱く、民間信仰的なアレンジが含まれる。

5章　臨床宗教師の可能性

この章では、臨床宗教師がどのような現場で活躍できるのか考えてみましょう。おそらく、臨床宗教師に関心をもつ人の多くは医療福祉分野の専門職ではないかと想像します。そのなかでも特に看取り、エンド・オブ・ライフ・ケアに関わる方が多いのではないでしょうか。私自身もその分野での可能性は大きいし、そこでの関わり方への期待感は多くの人に理解されやすいものだと思います。つまり、死の不安への対応です。これから死を迎えようとする患者さんの不安、大切な人と別れようとする家族の不安、さらに逝去後の遺族になった方々への援助というものです。

死の不安についてのお話を進める前に、これだけは確認しておきたいのですが、この本の最初のほうで*、「欧米では、医療・福祉施設（ホスピスや精神科を含む）、軍隊、警察、消防、刑務所、学校、さらには企業やスポーツ分野などでチャプレンが活躍している」と述べました。死の不安が漂いやすい職場もこれらに含まれていますが、そこだけに焦点化してしまうのはもったいない、ということです。

また患者さんとお別れをするのは家族だけではありません。その患者さんに関わった医師、看護師、介護士などもストレスを抱えます。もしくは、看取りの現場に関わること自体に不安があるかもしれません。そういった専門職のケアも臨

*第1章33頁

床宗教師の役割になり得るということです。アメリカの病院チャプレンの仕事の半分はスタッフのケアだと言われています。

特に苦しんでいる人に多くの手をさしのべたいというのは人情ですが、そもそも宗教者にとってのケア対象者は無制限のはずです。

看取り

まずはわかりやすいところから、看取りに限定した話をしましょう。

看取りといってすぐに思いつくのはホスピス・緩和ケアでしょう。病院での関わりとしてはがん患者が中心になります。病棟型の緩和ケア病棟については一般にも認知されてきたのではないかと思います。これだけでなく、各地域のがん拠点病院には緩和ケアチームがあり、治療をはじめたばかりの患者さんの疼痛など不快な症状を緩和するよう、特定の病棟に所属せずに、院内の各病棟で療養する患者さんに対応します。また、在宅緩和ケアも広がりつつあります。基本的にはがん患者に限定されず、さまざまな疾患によりある程度死期が想定される患者さんのために、不快な症状を緩和する対応をしてくれます。

かつてはターミナルケアという言葉が使われていましたが、この言葉はどちらかというと短期間のケアを想定しているイメージが強いようです。短期間とはいえ数カ月という期間ですが、難病や老化も死期が想定されるものと考えれば、もう少し長いスパンで考えるべきでしょう。その場合にはエンド・オブ・ライフ・ケアという言葉であればカバーしやすいでしょう。

いずれにせよ、死を見つめたときの不安は、多くの人に共通するものだと思います。なかには、「死んだら母に会える」「死とは消滅である」という信念をもっているために、死後の不安はあまりないという方もいます。しかし、死の不安は死後のことだけでなく、死を迎えるまでの生活、特に治癒困難な疾患がある場合の経過に不安を感じることは、死後の不安よりも普遍的ではないでしょうか。

これら2つの死の不安のうち、臨床宗教師には死後の不安に関する期待があるでしょうし、役立つことができると思います。ただし、実際の死の臨床では、患者さんもご家族もこれら2つの死の不安を、上手に選り分けて話してくれるとは限りません。さらには「死の不安がある」ということさえも、上手く言葉にならないこともあります。なぜか？　おそらく慣れていないのでしょう。

そもそも、死に関する話をする機会がどこにあるのでしょうか？　私は東北大学の主に文学部の学生向けに、「臨床死生学」という授業をしています。講義というよりは半分以上がグループワークをする時間です。その授業では、「死は怖いか、怖くないか。自分は死んだらどうなると思うか。亡くなった祖父母はどうしていると思うか。」というテーマを与えて、30分ほど6名程度のグループで話し合う時間があります。学生たちは最初こそ戸惑いますが、話し始めると意外なほどに盛り上がります。様子を見ていると、楽しそうに話している学生がたくさんいます。後で感想を書かせると、「はじめて死について話してみたけど、話してみると他の人の異なった考えも聞けて面白かった」という記述が見られます。

実際に話してみると気付きがあるのですが、その前に、話す機会がないという問題があります。小中学校では「いのち教育」が実践されているようですが、基本的に生きること、命の大切さに焦点化されがちのようです。もしも、死について（生前のことも死後のことも含めて）個人的に話をしたいと思った時に、誰が話し相手になってくれるでしょうか？

宗教者という選択は元々あったのかもしれませんが、宗教者の本来の仕事は布教伝道活動です。具体的には先に述べたように、＜信者のための儀礼＞＜既信者教化＞＜未信者教化＞です。特定の宗教の信者であれば、話はする機会はあるのかもしれませんが、多くの場合その教えに沿ったことしか話せないでしょう。では無宗教者の場合はどうでしょうか？「布教されるのではないか」という不安感によって宗教者を敬遠するでしょう。このような不安を払拭し、公共性、つまりアクセスの良さを担保したのが臨床宗教師です。繰り返しになりますが、臨床宗教師は布教伝道を目的としていません。多様な価値観を認めることを旨としています。なので、どのような話にも対応する努力をします。

もちろん、1人の臨床宗教師には限界があります。患者さんが、仏教を背景とする臨床宗教師と話をしていて、どうしてもイスラーム教の死生観を知りたいとなったら、仏教僧侶では対応できません。その時には臨床宗教師同士のネットワークを用いてイスラーム教の臨床宗教師もしくは専門家を探し、基本的には布教をするのではなく情報提供という形で支援をすることになります。

死についての話をするうちに、ある程度死生観（死後観）が確認されていくと、死を目の前にした人であれば、単なる知識ではなく、その死生観を自分のものにしたくなるでしょう。例えば、「墓に行く」というものであれば、家族にも共有したいところです。その時点では見送る側である家族も、いつかは必ず見送られる側に立つときが来ます。「墓参りをすれば再会できる」ということが共有されれば、見送る家族にとっても希望になります。もしも、患者が「跡形もなく消滅する」という死生観に希望をもっていたならば、その死生観も尊重されるべきです。再会する可能性はなくなりますが、「飛ぶ鳥跡を濁さず」というように、一片の後悔もない人生だったということを清々しく誇りに思うこともできます。このように家族のケアも臨床宗教師が関わることができるでしょう。どのような死生観であれ、基本的には具体的な証拠を見つけることのできない、非合理的な価値観なのです。非合理的な価値観を確認し、強化することができるのは、非合理性を重視できる臨床宗教師ならではの強みではないでしょうか。

別の面では、葬儀や儀式に関する専門家だという点も注目されます。家族だけでなく患者さんのなかにも、生前のうちに細部にわたって葬儀の準備をしたいという人がいます。地域限定ですが、金銭面なども含めて儀式に関わる周辺情報にも詳しいのが宗教者の強みです。

2 医療福祉

死の不安以外には、どのような課題があるでしょうか。ありすぎて書ききれないと思います。大まかに列挙するならば、入院や施設入所の時点での漠然とした不安、病気・ケガなどが治癒する見込みがあるかどうか、手術は成功するのか、治癒しないならこれからどう生きていけばいいのか、家族を含めて人間関係の問題、経済的な問題、スタッフと患者・家族・利用者間のトラブルなど、問題は様々あります。そして、そういった不安や課題を1つ1つクリアしていくだけでいい、という患者・利用者であれば、これまでもそうしてきたように既存の専門職で対応できるはずです。

しかし、人間が抱える問題は、経済的な問題のような表面的なことのように見えて、その奥には複雑な課題が潜んでいることがあります。そもそもの価値観に大きな違いがあると、スタッフと利用者の間に情報共有が上手くできずにトラブルに発展する恐れもあります。ソーシャルワーカーや臨床心理士が関わることもできるでしょうが、奥の深い困難なケースを担当するには時間が必要です。また、視点の異なる職種の存在によって、課題を複眼的に見るための助けになります。

医療と福祉は、それぞれ共通するところもありつつ、専門職としての価値観に違いがあります。そして、それぞれの職場で共有されている価値観は、どうしても利用する側との間に溝が生まれやすくなります。要するに、看護師で共有される価値観と、社会福祉士で共有される価値観と、利用者の価値観は全て異なるということです。特に、医療福祉分野においては、客観性・合理性が重視されがちだと思います。逆に、宗教者の視点は、主観性・非合理性に価値が置かれます。

誰であれ1人の人間には、客観性と主観性、合理性と非合理性が同居しています。専門職は、専門職としての勤務時間中は客観性・合理性を立脚点として働くことが求められます。それ自体は正しいことですが、主観性・非合理性へのアンテナが鈍ってしまう、もしくはそのような発言や対話が制限されやすくなります。一方にだけ光を当ててしまうと、影になった面を理解しにくくなります。臨床宗教師は、その影の面に光を当てることができます。

なぜ手術を受けたがらないのか、なぜリハビリに消極的なのか、患者は家に帰りたいのに家族がいやがっているのはなぜなのか、といった課題の深い理由に臨床宗教師はアクセスできる可能性があります。

例えば、「家に帰る」ということの本当の目的は何でしょうか?……家にいた方が安心できる。入院していると周囲に気を遣う。庭の手入れをしたい。飼い犬と一緒にいたい。などなど様々なことが想像できますが、スピリチュアルな面では、このようなことも考えられます。……毎日、仏壇と神棚に手を合わせたい。そうすることで自分が安心だというだけでなく、先祖のご加護によって家族が安心して暮らすことができる。……緊急入院したので準備ができなかったが、風水に凝っているので、一度家に帰って方位と入院日を再度決め直したい。……毎月15日は近所のお寺の縁日で、12歳の頃から欠かさず参加し願掛けをしてきた。家に入らなくてもいいので、お寺のお参りだけはしたい。……村の祭りがある。まだ元気だけど、なんとなく今年で最後のような気がしてならない。車の中から見るだけでもいいから行きたい。

こういった内容を他人に話そうとするとき、「この人ならわかってもらえそう」という相手を探すものです。死の話に限らず、非合理的な話をする相手として、臨床宗教師が選ばれるのではないかと思います。

3 専門職のケア

ある病院では医師から「谷山さん、この患者さんのセデーション（鎮静）のことなんだけど、どう思う？」と尋ねられたことがあります。緩和ケアの発展によって、ほとんどの身体的苦痛は対応できると言われています。しかし、一部には身体的苦痛が強く、苦痛を緩和する手段が他にないというケースがあります。そのとき、鎮静剤を投与することによって一定期間眠ったままで過ごしてもらうという処置をセデーションと言います。末期患者の場合は、意識が低下した状態のまま、つまり会話ができない状態のまま最期の時を迎える可能性があるので、当然ながら患者本人・家族の了解が前提となります。「苦痛を抑えるには眠るしかない。鎮静の効果を止める薬もあるけど、鎮静が効いている間はお話することができない。目が覚めている間、ずっと苦しいので、残り時間をずっと眠っていることになる。」ということを、説明し、同意を得て、つまり倫理面のプロセスを確実に実施して、さらに処方箋を書くことも医師の業務であり、その注射を医師がすることもあれば、看護師がすることもあります。

患者も家族も医師も看護師も、できれば避けたい処置だと想像しますが、それ以外には呻き声をあげて苦しんでいる患者さんの苦痛を緩和することができないのです。患者さんの苦痛を緩和するための、ギリギリの選択なのです。

末期患者を見送ることも悲しいことですが、このような処置も辛いことです。私が医療現場に深く入ったとすれば緩和ケアだけですが、緩和ケア以外の病棟で働く医療者からも、それぞれの分野で「できればこの処置は避けたいが、他に方法はないので……」という話を聞いたことがあります。医療でも福祉でも、おそらく他の業種でも、特に生命が関わる難しい課題に正面から向き合うときには、自分自身の価値観が揺らぐようなことがあると思います。そのような難しい課題を抱えたときに、誰かに相談したくなるでしょう。

このような業務に関わることだけでなく、専門職も人間としていろいろな悩みを抱えながら生きています。時には、プライベートな悩みが間接的に業務に影響を与えることもあります。職場内での人間関係に悩むと、その職場内では相談相手を見つけにくくなります。特に「もう辞めたい」という言葉を発するときは、相手を選びます。でも、「辞めたい」と言えると、スッキリしてもう一度頑張ることができる、ということもあります。

ある病棟で、看護師全員の面談を頼まれたことがあります。私ともう1人（0章で紹介した伊藤高章さん）で担当しました。約20名と面談し、半数以上が「辞めたい」と言っていたのですが、実際には誰も辞めなかったのです。

患者・利用者により良い環境を提供するためには、職員の環境を整えるべきだと言われますが、そのためにも専門職のケアは大切だと思います。また経営面でも、なるべくストレスの少ない環境を提供することで、離職率が下がり、リクルート費用が抑えられるかもしれません。

4 さまざまな取り組み

「臨床宗教師」という言葉を生み出してくれた、故・岡部健先生の影響力は、亡くなった後でも続いているように思えます。東北大学病院、松阪市民病院、米沢市立病院、札幌南徳州会病院、大阪暁明館病院、那珂川病院（福岡）の緩和ケア病棟や、あそかビハーラ病院（京都）、福岡聖恵病院のビハーラ病棟、他にもささえ愛よろずクリニック（新潟）、衣笠病院グループ（横須賀）、菊南病院（熊本）でも臨床宗教師が勤務しています。在宅ケアでは、沼口医院（大垣）は在宅ケアやメディカルシェアハウスで複数の臨床宗教師が勤務しています。みやびハート&ケアクリニック（東京）、はもれびクリニック（千葉）、やわらぎクリニック（奈良三郷）、心療内科田中クリニック（浜田）、他にも、高齢者施設や幼稚園でも雇用されています。コロナ禍を経て、医療福祉施設でのボランティア活動が休止したままのところもありますが、全国的に緩和ケア、在宅ケア、高齢者福祉でのニーズは確実にあります。国公立では宗教者が活動しにくいという先入観があるかもしれませんが、臨床宗教師の場合は、政教分離の原則である「特定の宗教の利益」になるわけではないので、そのハードルを越えることができます。

カフェ・デ・モンクなどの地域のサロン活動も、一定のニーズがあります。災害時の被災者支援活動から始まったものですが、地域の実情に応じて、自殺対策、精神障害者支援、グリーフケア、よろず相談など様々です。コロナ禍を経て、オンラインでの対応もしています。遠隔地や心理的に外出がしにくいケースなど、対面での参加がしにくい場合を想定すると、今後もオンライン相談は必要だと思います。自殺対策を例に挙げると、これは京都府地域福祉推進課が龍谷大学や京都自死・自殺相談センターと協力して実施しているカフェ・デ・モンクの一種で、年に数回、府内で開催する自殺対策のイベントで、臨床宗教師の相談ブースが設けられています。産経新聞*によると「臨床宗教師は、（中略）布教や勧誘を一切行わず、特定の宗教団体を利する目的がないため、府は政教分離の原則に抵触しないと判断した」ということです。

海外にモデルを求めるならば、例えばコミュニティ・ビルディングという役割が臨床宗教師にも期待できます。オーストラリアのチャプレンで牧師のテリー・アイリングさんが２０１５年４月に東北大学を表敬訪問したときに、彼の経験について話してくれました。彼は新興住宅地のデベロッパーに「コミュニティ・チャプレン」として雇用され、新しい住民がその街で生活するための社会資源を紹介するとともに、住民たちの交流を促進するプログラムを作りました*。

私は同年7月にロンドン・インターフェイス・センターを訪問しました。聖公会*と長老派*の教会が1つの建物・聖堂を共有している、ユニークな教会でしたが、この教会の周辺は移民が多く、他にもユダヤ教、イスラーム教シーア派とスンニ派、ヒンドゥー教、シーク教、中国仏教の寺院教会がありました。異なる

＊産経新聞　２０１５年6月22日版

＊実践宗教学寄附講座ニュースレター第7号

＊聖公会：英国国教会のこと。カトリックとプロテスタントの中間的性格をもつ。

＊長老派：ジャン・カルヴァンの流れを汲むプロテスタントの教派。

宗教者たちがお互いを知るために、各教団の教義を学ぶ研究会を開催したり、お互いの儀礼にも自由に参加するようになり、共同でお祭りを企画するなど、交流することで友情と絆を築き、地域の平和・安定を目指している、ということでした*。

日本では、古くから神社とお寺が村落共同体の中心的存在で、お祭りと祖先崇拝の機能によって、コミュニティの絆を維持する役割を担ってきました。コミュニティのあり方が変化していますが、宗教宗派を超えて協力することでコミュニティ・ビルディングを強くバックアップすることができるのではないでしょうか。

最後にもう1つ、オーストラリアのアイリングさんの経験の中に、「観光チャプレン」という試みがありました。仕事の中心は、リゾート地のホテルの結婚式だったようですが、飛行機事故の被害者のケアをしたこともあるそうです。旅行のなかには、巡礼という宗教的な意味をもつものもあります。また、「自分探し」といったスピリチュアルな探求を目的とした旅行もあります。日本では観光のために寺社教会を訪問する人が沢山いますが、単に文化財を観賞するだけでなく、「お坊さんや神主さんと話をしてみたい」といったスピリチュアル・ニードに応えられるような形があってもよいと思います。

*河北新報　2015年7月20日版

6章　臨床宗教師の資質

臨床宗教師の倫理

先にも述べましたが、東日本大震災後の「心の相談室」の活動の中で「チャプレン倫理規範」を作成しました。それに基づいて作られたのが「臨床宗教師倫理綱領」です。さらに、今年になって「臨床宗教師倫理規約（ガイドライン）」および解説」も作られました。詳しくは全文をコラムに掲載しましたので、そちらをお読みください。

すべて基本的なことばかりですが、臨床宗教師に特徴的なのは、**4．＜臨床宗教師自身の信仰を押しつけない＞**と、**9．＜所属組織の規律遵守＞**の2つでしょう。押しつけをしないのは当然のことですが、宗教者であるからこそ注意したいのは、布教の疑義をかけられないようにすることです。臨床宗教師がよかれと思って実施したことが、ケア対象者である当事者や、周囲の人から見ると「布教ではないか」と疑念をもたれてしまう可能性はあります。同じ宗派でも疑念をもたれるおそれはあります。

例えば、曹洞宗が多い地域に、他の地域の曹洞宗の臨床宗教師が訪れてカフェを開催したとしましょう。臨床宗教師の対応に感銘を受けた地元のご婦人が、「いまの住職よりも、あなた（＝臨床宗教師）の方が魅力的だから、あなたのお寺の檀家になりたい」と言い出したら、どう対応するべきでしょうか。

　もしも臨床宗教師がその女性の希望をそのまま受け入れて、檀家にしてしまったら、おそらく地元の住職が黙っていないでしょう。二度とそのカフェが開催できなくなってしまうかもしれません。そうすると、本来の目的であるスピリチュアルケアの機会を提供できなくなります。そもそも臨床宗教師の目的は布教ではないのですから、本来の目的を遂行できるように十分に配慮すべきです。

　具体的な宗教的行為の実施については、すでに何度か説明していますが、あくまでも、ケア対象者の希望に沿って実施することが基本です。信仰を求めていない、宗教的資源の活用という段階でももちろん相手の希望を確認しておくべきです。ましてや、信仰を求めるという段階になると、ケア対象者本人だけでなく、家族や周囲の人々の思いを確認しつつ、慎重に対応するべきです。

　信仰を求めている場合について、もう少し詳しく説明しましょう。〈狭義のスピリチュアルケア〉や〈宗教的資源の活用〉という段階では*、臨床宗教師としての活動での範囲内ですが、〈狭義の宗教的ケア〉の段階になると、未信者教化、既信者教化、もしくは信者のための儀礼を実施することになるので、この時の立

*第4章97頁参照

場はむしろ宗教者（僧侶、牧師など）です。

このことは「多重関係」という問題に関わります。臨床宗教師は、宗教者でもあります。1人の男性または女性でもあります。例えば、男性の臨床宗教師が、女性のケア対象者の面談をしているうちに、どちらからともなく恋愛感情が芽生えたとしたら、どうするべきでしょうか？ 心理学用語の陽性転移*によるものだとしても、ここでは横に置いて倫理面だけを考えます。ここで判断をしなければならないのは、どの人間関係を選択するか、面談か恋愛か、ということです。面談を優先するのであれば、恋愛関係に陥る前に、恋愛感情が芽生えてしまった理由を分析し、スーパーヴァイザーに相談し、面談をどのように継続するか、継続しないかも含めて対応を考えるべきでしょう。もし恋愛を選択するのであれば、少なくとも彼は他の臨床宗教師を紹介して、彼女の相談を継続できるようにするべきです。と同時に、彼は臨床宗教師として問題行動を起こしている可能性があるので、倫理委員会に届け出て裁定を仰ぐべきでしょう。

また、ある僧侶が臨床宗教師として活動しているときに、先のような「檀家になりたい」という相談を持ちかけられた場合に、臨床宗教師と僧侶という多重関係が生じないように配慮しなくてはいけません。そもそも臨床宗教師に対応するのは主として檀家以外のケア対象者であり、臨床宗教師という立場には「檀家」

***転移**：心理療法において、ケア対象者が特定の人物に対する感情や態度をケア提供者に向けることを「転移」という。ポジティブな感情・態度ならば陽性転移、ネガティブなものなら陰性転移という。逆に、ケア提供者からケア対象者に向けることを「逆転移」という。

なるものは存在しません。檀家は僧侶（もしくは寺院）に対応する存在です。まずは、そのケア対象者がなぜ檀家になりたい、と言っているのかという点を明確にするべきです。そうすると、臨床宗教師であるその僧侶の所属寺院の檀家になるべきなのかどうかが判断しやすくなります。つまり、自分以外の他の僧侶を紹介することで、多重関係を避けられる可能性があります。どうしても、その僧侶の檀家になりたいと主張されたとしたら、月単位の時間をかけて本当に他の選択肢がないかを明らかにするべきです。さらに現在の菩提寺や、同じ地域の他の臨床宗教師も含めて周囲の利害関係者の了解をとりつけるべきでしょう。

また、金品のやりとりに関するトラブルも想定できます。具体的には、先ほどの多重関係のことも含めて「臨床宗教師倫理規約（ガイドライン）および解説」にも述べられています。例えば、在宅ケアの面談の際にお茶とお菓子を出されたとします。まずは、所属組織、つまり在宅ケアクリニック（もしくは訪問看護／介護ステーション）の規律に従うべきでしょう。さらに、お礼と称してお金や高価な物品を出された場合も同様です。もしも、「個人的に」「自己判断で」「相談もなしに」その金員を懐に入れたとしたら、在宅ケアスタッフとの信頼を失い、周囲の臨床宗教師たちとの関係に影響を及ぼし、さらには倫理委員会の裁定を仰ぐ事態になる可能性があります。

想定として、カウンセラーのように有料の面談をするような場合ではどうでしょうか。この場合にも、必ず会計処理が必要になるので、何らかの法人や団体を通して面談料が支払われることになります。こうすることで本人の立場が明確になります。例えば、ある神職が神社内に事務所を置く「臨床宗教師相談所」なるものを運営するとします。その神職は、宗教法人である神社から神職として給与をもらっているのでしょうが、同時に「相談所」からも臨床宗教師として給与もしくは謝金をもらうことになります。ただし、「相談所」は任意団体だとしても、役員や監事を置いて収支を明らかにしなければいけません。そしてその神職は、確定申告をすることになると思います。

倫理面については、無用なトラブルを避けるために、あらかじめ明確にしておく必要があります。この後で述べる「日本臨床宗教師会」のような組織ができることで、より明確になり、トラブルの対応もスムーズになると思います。

コラム

■臨床宗教師倫理綱領

臨床宗教師倫理綱領

日本臨床宗教師会

2016年2月28日制定

前文

東日本大震災後の「弔いとグリーフケア」を提供するため、宮城県宗教法人連絡協議会等の支援を受けて2011年3月に設立された「心の相談室」は、「チャプレン行動規範」に基づいて活動を行った。同室は、2012年4月に東北大学大学院文学研究科に開設された「実践宗教学寄附講座」の運営に協力するため、「実践宗教学寄附講座運営委員会」を設置し、2012年9月には「チャプレン行動規範」を改編した「臨床宗教師倫理綱領」を制定した。さらに同室は、より具体的な課題に対応するために、2015年5月に「臨床宗教師倫理規約（ガイドライン）および解説」を制定した。

日本臨床宗教師会は、これまでの経緯を踏まえて、上記の「臨床宗教師倫理綱領」と「臨床宗教師倫理規約（ガイドライン）および解説」を継承する。臨床宗教師は、宗教・教派・宗派の立場をこえて人々の宗教的ニーズに応える専門職である。実習を含めた臨床宗教師の現場での活動を適切なものにするべく、関係者は本倫理綱領と倫理規約を共有する。臨床宗教師の養成を行う教育組織は、各々倫理委員会を設け、養成中の倫理的事案について対応する。

＜ケア対象者の人間として、個人としての尊厳を尊重する＞

1　臨床宗教師はケア対象者の個の尊厳を尊重しなければならない。またそれを傷つけることのないよう、常に最大限の配慮をしなければならない。

＜人種、性、年齢、信仰、国籍等によって差別しない＞

2-1　臨床宗教師は、その人種、国籍、文化的背景、性別、年齢、障害の有無等によって、ケア対象者を差別してはならない。

2-2　臨床宗教師は、ケア対象者を、自らの先入観や偏見に基づいて、見ることのないよう可能な限り心がけなければならない。

＜ケア対象者の信念、信仰、価値観の尊重＞

3　臨床宗教師はケア対象者の信仰・信念や価値観、社会文化的背景等を尊重しなければならない。臨床宗教師はケア対象者に対して、自身の信仰・信念や価値観に基づいてケア対象者の話を解釈することがないようにすべきである。そのために臨床宗教師は、絶えずそれらを自覚化するよう心がける必要がある。

＜臨床宗教師自身の信仰を押しつけない（ケア対象者の信念・信仰、価値観の尊重）＞

4-1　臨床宗教師は布教・伝道を目的として活動してはならない。また、そのような誤解を生むような行為は控えなければならない。

4-2　たとえ臨床宗教師とケア対象者の所属宗教・宗派が同じであっても、その両者の信仰の内実は全く同じわけではない。臨床宗教師はケア対象者の個別性を丁寧に受け止め、尊重すべきである。

4-3　臨床宗教師は、安易に自らの信念・信仰や価値観に基づいてケア対象者に対してアドバイスや指導を提供してはならない。ケア対象者が、例え自らの信仰・信念や価値観の観点から見て好ましくないものであったとしても、ケア対象者からの同意なしに、その観点から独善的にケア対象者の価値を判断したり、どうあるべきかを指導したりしてはならない。

4-4　ケア対象者に対する宗教的な祈りや唱えごとの提供は、ケア対象者から希望があった場合、あるいはケア対象者から同意を得た場合に限る。それを提供する際には、ケア対象者のみならず周囲に対する配慮も必要とされる。

4-5　いわゆる「宗教的なゆるし」等、伝統的に宗教者が担う役割は、それがケア対象者から求められた場合にのみ、同時にその臨床宗教師自身がそれを提供するのにふさわしいと判断する場合に限って提供することができる。

4-6　宗教的物品（聖典、冊子、パンフレット等）の配布も、基本的にケア対象者からの要請があった場合に限る。宗教的物品の販売は、これを行わない。販売代行をケア対象者に依頼することも同様に禁ずる。

4-7　ケア対象者が、その臨床宗教師と別の宗教・宗派の臨床宗教師、あるいは同じ宗教・宗派でも別の臨床宗教師によるケアを希望した場合には、ケア対象者の希望に沿う臨床宗教師の紹介を、可能な範囲で行うべきである。

＜ケア対象者に関する情報の守秘義務＞

5-1　臨床宗教師は、特にケア対象者のプライバシーに関わる情報を知る立場にある。臨床宗教師は、ケア対象者、および同僚や現場関係者についての情報、およびその他臨床宗教師としての立場から知り得た情報に関しては、適切にそれを守秘しなければならない。またそれを書面等のメディアに記した場合には、それを適切に管理しなければならない。とりわけ、布教伝道・営利活動を目的として利用されないよう、十分に配慮しなければならない。

5-2　特にケアを通じて得られたケア対象者の情報に関しては、ケア対象者のプライバシー尊重の観点から守秘すべきか、あるいは何らかの正当な理由から他のケア提供者や支援者と共有すべきかを適切に判断しなければならない。

＜アドボカシー（ケア対象者のエンパワーメント）＞

6　ケア対象者のニーズが、その周囲の人々や支援者など、それを知るべき立場の人に伝わっていないことがある。かかる状況を知った臨床宗教師は、ケア対象者の同意を得た上で、知るべき立場にある人に代弁して伝える役割を担う、あるいはそのニーズの充足のための調整を心がける必要がある。

＜情報の適切な扱い＞

7-1　臨床宗教師は、自らが臨床宗教師として活動した場合には、次のようにその活動状況に関する報告義務を負う。①（それが必要と判断される場合に）ケア対象者の関係者、所属組織等に対する報告、②（所属組織の規定に従って）臨床宗教師自身の所属組織に対する報告。

＜臨床宗教師としての適切な振舞＞

8-1　臨床宗教師は、公的な性格を有する、一種の高度専門職業人である。臨床宗教師は、自らの発言に関して、それが公の立場からのものか、あるいは私の立場からのものかを適切に判断しなければならない。臨床宗教師は、その社会的役割にふさわしい、適切な振る舞いをしなければならない。

8-2　臨床宗教師は、その社会的役割の立場・地位を、乱用・悪用してはならない。

8-3　臨床宗教師は、自分自身、あるいは他のメンバーが不適切な振る舞いをした場合には、その事実を倫理委員会に報告する義務を有する。倫理委員会は会議を開催し、対応を決定するが、関係する臨床宗教師はそれに従わなくてはならない。

＜所属組織の規律遵守＞

9　臨床宗教師は、その倫理綱領のみならず、自らが所属する団体、あるいは宗教組織の規律、行動規範をも守る義務を有する。また、その所属組織との良好な関係性の構築・維持に努めなければならない。

＜同僚との良好な関係の維持＞

10　臨床宗教師は、他の臨床宗教師と、その信念・信仰や価値観の違いを超えて、良好な関係の構築・維持に努めなければならない。

＜他の組織との良好な関係の維持＞

11　また臨床宗教師は、活動を通して関わる個人や団体、コミュニティとの良好な関係の構築維持にも努めなければならない。

＜宗教間の良好な関係の促進＞

12　臨床宗教師は、その立場の違いを超えて、具体的な社会的ニーズの充足や問題解決、さらには社会構築という目標に向かって互いに協力し合える関係性を見出していかなければならない。

＜自立的かつ持続可能な体制の構築＞

13-1　臨床宗教師は、自分たちのケアや支援の限界を自覚していなければならない。例えばごく短期間しかケアを提供できないことも少なくない。その場合には、短期間の関わりの中で、特に役に立てることに焦点を当てる必要がある。

13-2　同時にケア対象者やその地域の自立的、かつ持続可能な体制の構築を視野に入れ、地域の人たちと互いに支えあうような人間関係の構築や、地域の援助機関を中心とした体制の構築などの観点から、自分たちが何をすべきかを判断していくことが必要である。

＜自己向上義務＞

14-1　臨床宗教師は、1人の人間として、専門職として、また宗教者として、自らの向上に絶えず努めなければならない。

14-2　臨床宗教師は、互いに向上すべく、切磋琢磨し合わなければならない。

コラム

■臨床宗教師倫理規約（ガイドライン）および解説

臨床宗教師倫理規約（ガイドライン）および解説

日本臨床宗教師会

2016年2月28日　制定

前文

臨床宗教師は同時に宗教者でもある。臨床宗教師としての倫理と、所属する教団の倫理の双方を遵守することが求められる。すなわち公共空間において活動する場合は、宗教者としての倫理に加えて臨床宗教師の倫理を守る義務がある。

臨床宗教師には、2016年2月28日に制定された「臨床宗教師倫理綱領」（以下綱領）があり、「実習を含めた臨床宗教師の現場での活動を適切なものにするべく、関係者は本倫理綱領を共有する」こととなっている。

本規約は、「綱領」の理念尊重の上、臨床宗教師が陥りがちな倫理問題についてより具体的な注意を喚起することによって、問題の発生を未然に防ぎ、臨床宗教師の質を確保・向上させ、ケア対象者の福祉を改善しようとするものである。本規約の適用は、臨床宗教師研修受講と共に始まり、研修終了後もこれを遵守しなければならない。

解説：本規約は、臨床宗教師として公共空間において活動する場合に適用され、宗教空間で行われる宗教活動について規制するものではない。ただし宗教的活動と臨床宗教師活動が混同されていると疑念を抱かれないよう充分な注意を払わなければならない。

1．臨床宗教師は、ケア対象者の自律性を尊重しなければならない。

解説：臨床宗教師の宗教観・価値観を押しつけてはならない。あくまでケア対象者の人生であり、その自発的選択を尊重する。臨床宗教師は指導するのではなく自律を助ける援助者であることを肝に銘じなければならない。あくまでケア対象者がケアの主人公なのである。

2．臨床宗教師は、ケア対象者を傷つけてはならない。

解説：医療者は患者を傷つけず、最善の治療を尽くすことを誓う（ヒポクラテスの誓い）。臨床宗教師も、ケア対象者を傷つけず最善のケアを提供する義務を負う。臨床宗教師が他のケア提供者と異なり、自覚しておかなければならないことは、宗教者の宗教的言動が相手を傷つける場合があるということである。いわゆる因果論や天国、地獄などの死後世界観もケア対象者を傷つけることがある。宗教的権威を誤用したハラスメントにも注意しなければならない。当然、ケア対象者の家族や、医療・介護スタッフ、同僚などとの関係も、良好な関係を維持し損なうことがあってはならない。

3．臨床宗教師は、ケア対象者を公正・平等に扱わなければならない。

解説：ケア対象者をひいきまたは疎ましく思い、人や時によって対応を変えてはならない。ケア対象者とうまくいかないときは、スーパーヴィジョンを受け分析することでケア力が向上する。場合によっては無理せず他の臨床宗教師と代わることも賢明な選択である。

4．臨床宗教師は、活動する公共空間において、そのルールを遵守しなければならない。

解説：臨床宗教師としての活動の場は公共空間であり、寺院や教会などの宗教空間ではない。また信者の自宅など私的空間でもない。臨床宗教師として活動する以上、布教・宣教をしてはならないことはもちろん、言動や服装などもその公共空間に許容されるものでなければならない。作務衣や修道服などの着用が好ましくない場合も少なくない。化粧や香水、香などにも配慮が必要である。公共空間の管理者と事前によく摺り合わせておく必要がある。またケア対象者の自宅であっても、在宅ケアとして派遣されている場合は、派遣先のルールを遵守する。

5．臨床宗教師はケア対象者の秘密を守りつつ、派遣先の情報共有のルールを遵守しなければならない。

解説：臨床宗教師はケア対象者からさまざまな秘密を明かされることがある。この秘密は守らなければならないが、医療・福祉施設などでは情報の共有を求められることもある。ケア対象者に対する守秘義務を果たしつつ、派遣先（活動現場）のルールに従って情報を共有することは矛盾するが、ケア対象者の諒解を得、その部分を共有するなど工夫が絶えず必要である。診療記録などのケア記録は一般的に5年間保存とされ情報公開の対象となり、ケア対象者が読む可能性があることを留意しておく。記録を取ることは、臨床宗教師自身のケア力向上をもたらすだけでなく、ケア対象者、臨床宗教師双方をトラブルから守る意味からも必要である。

またケア対象者には事前に、「自傷他害のおそれのある場合は守秘義務の例外とする」原則があることなどを伝えておく必要がある。

6．臨床宗教師は、布教ととられる行為を行わず、地元の宗教者と友好関係を保たなければならない。

解説：臨床宗教師の活動は、地域の寺檀関係等を損なうものとして警戒されることがある。そうした疑念を払拭し、地元の寺院や教会などとの無用なトラブルを避け、円滑で継続的な地域貢献を可能とする関係を築かなければならない。地域の宗教団体が地域の臨床宗教師活動を担えるよう、協力を求める啓発活動を行う。

7．臨床宗教師は、ケア対象者と多重関係をもってはいけない。

解説：「多重関係」とは、公共空間で出会う臨床宗教師としての立場の他に、「宗教者」としてや「個人」としてケア対象者と関係をもつことである。具体的には、公共空間で出会ったケア対象者を自らの教団の施設や行事に誘ったり、ケア対象者と個人的に会ったり、自宅を訪問する（在宅ケアとして自宅を訪問することは含まれない）などである。こうしたことは臨床宗教師およびケア対象者の双方にとって関係の混乱をもたらし、さまざまなトラブルを引き起こし、致命的な過ちを冒すことになる。厳に慎まなければならない。

8．臨床宗教師はケア対象者から金員を受け取り、ケア行為を宗教的宣伝に使うなど個人的欲求または利益のために行動してはならない。

解説：臨床宗教師としての活動は、公共空間で行われるため、ケア対象者から報酬や布施・寄附などの金員を個人的に受け取ってはならない。また高価な物品を受け取ってはならない。一般社会から宗教者へ向けられる最も厳しい批判は、「営利主義」や「貪欲」であることを忘れてはならない。またケア対象者から遺産などを贈与されることも認められない。宗教者には許容される場合があっても、臨床宗教師としての活動時には慎まなければならない。

またケア行為を、自らや教団の利益のために行ってはならない。

9．臨床宗教師は自己研鑽と相互研鑽につとめ資質の向上を図らなければならない。そのために臨床宗教師会に所属し、研修会に参加する責務を負う。会の認めるスーパーヴァイザーの指導にもとづき事例を研究する必要がある。

解説：単独でケア対象者と接することが多い臨床宗教師は、自らの言動を客観的に見ることが難しく独善的なケアに陥りがちである。それを避けるために事例研究会（会話記録）や研修に積極的に参加し、スーパーヴァイズを受ける必要がある。自らの資質向上に留まらず、他の臨床宗教師の言動にも心を配り、互いに学び合い注意しあう相互研鑽によって臨床宗教師全体の資質向上を図ることができる。臨床宗教師会で開催される研修会には積極的に参加することが求められる。

10．臨床宗教師は、その名誉を守り、質を保証するため、倫理綱領および本規約を遵守しなければならない。臨床宗教師としての活動に倫理的疑義が生じた場合、日本臨床宗教師会は、倫理委員会に諮問する。倫理委員会は当該案件を調査・審議させ、処遇案を会長へ答申する。処遇は、注意、再教育、活動停止、臨床宗教師名称使用の停止などである。

解説：臨床宗教師の活動はめざましく、各界が注目しており、今後もさらなる展開が期待されている。しかし同時に倫理面での明確な規範が求められるようになってきた。本規約もその要請の中で制定されたものである。倫理規約とは、臨床宗教師相互の協力と研鑽によって、ケア対象者の権利を守り、より質の高いケアを提供するための基本的ルールである。

倫理に抵触する事案や疑念が生じた場合は、会長が倫理委員会に諮問し、倫理委員会が事実関係を調査し、当人の弁明を求め、倫理委員会で処遇案を作成する。処遇案は会長に答申され、理事会において処遇を決める。処遇は原則として文書をもって行う。処遇内容は、当該事案についてのスーパーヴィジョンの義務付け、研修の受講などの教育的指導、あるいは臨床宗教師としての活動を一定期間停止させ、以後、臨床宗教師と称することを認めないことなどの活動制限、退会処分などである。

以上

2 臨床宗教師の教育

東北大学大学院文学研究科実践宗教学寄附講座は、2012年4月に開設され、10月には第1回臨床宗教師研修を実施しました。その後、2013年には日本スピリチュアルケアワーカー協会が独自に臨床宗教師の資格認定を開始、2014年には龍谷大学大学院実践真宗学研究科でも臨床宗教師研修が始まり、鶴見大学先制医療研究センターは曹洞宗総本山総持寺の修行僧を対象として、入門的な講座を開講しました。さらに2015年には高野山大学大学院が東京で臨床宗教教養講座を開講し、種智院大学、武蔵野大学でも準備が進められています。2016年には上智大学大学院実践宗教学研究科が開設される予定です。また、2013年には臨床仏教研究所による「臨床仏教師」の養成が始まりました。

それぞれ教育内容には特徴がありますが、共通しているのは「布教伝道を目的とせずに」「具体的な社会貢献」を進める宗教者を養成しようという点です。そのため上記の教育機関が連携して、2014年7月に「臨床宗教教育ネットワーク」が結成されました。また、2014~2015年にかけて、関西臨床宗教師会、九州臨床宗教師会、北海道・東北臨床宗教師会、中部臨床宗教師会、関東臨床宗教師会が結成され、東北大学の臨床宗教師研修修了者が主体となり、臨床宗教教育ネットワーク関係団体の修了者とも連携し、相互交流・研鑽と臨床レベルでの連携を行っています。さらに、これらの諸団体が連携して、「日本臨床宗教師会」の設立に向けて準備が始まっています。２０１６年には正式に発足する予定です。

さて、東北大学実践宗教学寄附講座の研修の特徴を紹介します。

教育方法を一言で説明するならば、体験学習型のプログラムです。講義・臨床実習・実習指導が3本柱です。このような形式の教育方法は、医療福祉分野では常識的ですが、宗教者を対象とした教育としては珍しいかもしれません。１９２０年代に米国で始まった臨床牧会教育（Clinical Pastoral Education、略してＣＰＥ）をモデルとしています。ＣＰＥの特徴は、実習指導にあります。具体的なノウハウを指導するというよりは、受講者自身の臨床的傾向を理解することに焦点が当てられます。私自身が大阪にいた頃に、０章で紹介した窪寺さん、伊藤さんから実践的に学び、日本版ＣＰＥ*のスーパーヴァイザーとして育てていただきました。

東北大学の臨床宗教師研修は、そのプログラムを参考にしながら、より日本文

*日本版ＣＰＥ：現在では臨床スピリチュアルケア協会（本部は大阪、以下同様）、臨床パストラル教育研究センター（横浜）、臨床仏教研究所（東京）などでも実施されている。それぞれ少しずつ内容が異なる。米国から日本にもたらされた経緯とその内容については、窪寺俊之、伊藤高章、谷山洋三、編著。スピリチュアルケアを語る。第三集　臨床的教育法の試み。関西学院大学出版会。２０１０に詳しい。

化に適合した形として考案しました。臨床宗教師研修では、このように受講者に説明しています。

……臨床宗教師研修を受講する皆さんに、特に意識して欲しいことを2点お伝えします。1つは「多様な価値観を認めること」、もう1つは「自分自身を見つめること」です。前者は、すでに皆さんが経験していることです。

まず、「多様な価値観を認めること」について。ここには神道、仏教、キリスト教、新宗教と多様な宗教者が一同に会しています。それだけでも皆さんにとって刺激的な経験だと思います。この経験は、これから皆さんが学ぶスピリチュアルケアの基本と共通します。宗教者である皆さんにとって、他の宗教者と対話をしていくためには、相手の信仰を認めざるをえません。認めると言っても、自分がその信仰を信じるという意味ではなく、「私とあなたは信仰が違うけど、お互いでそのままでいいよね」という意味での認め方です。宗教者同士であれば、その違いがわかりやすく現れますが、では皆さんの信徒さんとはどうでしょうか？　お互いの信仰は全く同じですか？　さすがに全く同じはないでしょう。少しずつ違うはずです。信徒さん同士もそれぞれ少しずつ違うはずです。洗脳でもしないかぎり、全く同じになるはずがありません。人間はそれぞれ違うからです。信仰についての理解も、それぞれ少しずつ違うはずです。

皆さんがこれから公共空間で出会う方々は、もっと信仰が異なります。いわゆる無宗教という方が沢山います。それでも、皆さんはその方々のケアをする立場になったときは、その方と自分の信仰の違いを認めざるを得ません。そうでないと人間関係が成り立たないし、話をしたくなくなってしまうからです。皆さんは、すでに宗教者同士の信仰のちがいという大きな壁を超えようとしています。その壁に比べれば、無宗教の方との違いも大したことはないと思います。もちろん、無宗教と無神論は違います。無宗教といっても実際には様々なかたちの信仰をもっています。ご本人は自覚していないかもしれませんが、シンプルに言ってしまえば民間信仰というべき信仰です。

民間信仰は、皆さんの教義と相容れないかもしれませんが、少なくとも民間信仰というものがあることを認め、どういう内容なのかは理解しなければいけません。民間信仰を理解するということは、スピリチュアルケアのために、他者理解のために必要だというだけでなく、皆さんの普段の仕事でも、教えを学んでいる信徒さんを理解するためにも必要だと思います。

次に、「自分自身を見つめること」です。スピリチュアルケアや心のケアというと、誰もが他者理解が必要だと考えます。相手が何に悩んでいるのか、ということを理解したいからです。しかし、よく考えてみてください。相手の心情をより正確に理解するために、実は自分の傾向を理解しておくべきなのです。なぜかと言えば、私たちは皆不完全な人間だからです。おそらく完全な人間がいるとするならば、皆さんが尊敬してやまない開祖さまぐらいではないでしょうか。私たちは誰にでも、どんな相手にでも、常に完全に冷静な状態でいられるでしょうか？　例えば、父親との関係が良好ではない人は、父親を連想させるような人に出会うと、その人に自分の父親のイメージを重ねてしまい、冷静ではいられなくなります。心が揺れた状態で聞いてしまうことがあります。そのような状態で、相手を正確に理解できますか？

私たちは、自分の外の世界を認識するときに、色眼鏡やフィルターをかけて見てしまいます。不完全な人間なのでやむを得ないことです。ですから私たちにできることは、自分がかけている色眼鏡の特徴をよく知っておくということです。どんな色で、どこに傷があって、その傷がどんな形なのか、ということ。それを知るためには、自分自身を見つめることが求められます。

すでに申込の時に、皆さんには生育歴と人生観を書いてもらいました。書きたくないこともあったかも知れませんが、すでに自分自身を見つめる作業をしてもらったのです。それをしたくない、という人はこの研修を受ける準備ができていないということです。スピリチュアルケアも宗教的ケアも、相手の方が自身を見つめるお手伝いになります。そのケアをする人が、自分自身を見つめる作業をしていないとしたら、どうでしょうか、ある意味ではその方に対して失礼でもありますね。

自分自身を見つめるための方法の1つとして、感情を見つめる、その時々に自分に生じてくる感情をキャッチして言葉にする、という方法があります。なぜ感情か、というと、感情は出すか出さないかはコントロールできますが、内面に生じてくること自体はコントロールできません。ある意味で自分の正直な反応なのです。よく、相手の感情を理解すべき、といわれますが、実は、相手の感情を完全に100％理解することはできません。一部の超能力者は別として。しかも色眼鏡を通してしまうので、何割かは把握できても、100％は無理でしょう。そして正解かどうかを当てるようなトレーニングもできません。でも、自分の感情ならば理解できるはずです。正解かどうか当てるトレーニングもできます。そして、自分の感情を見つめるというトレーニング自体が、感覚を鋭敏にしていきます。自分の内面に向けていたアンテナを、相手に向けることでより正確にキャッチできるようになっていきます。

この研修が終わってから、もう一度自分の生育歴と人生観を読み直してみてください。最初に書いたときと、少し解釈が違う箇所があるかもしれません。もしあったら、この研修でよく学んだということです。……

少々長くなりましたが、このような説明を研修の冒頭にしています。

研修というと、何かのノウハウやスキルを学ぶというイメージが強いと思います。もちろん、講義ではそのような学びもありますが、スキルをいくら身につけても、スピリチュアルケアで活かせるとは限りません。スピリチュアルケアを必要としている方は、苦しんでいる分、感覚も鋭くなっているので、小手先のスキルを見破ってしまいます。それよりもケア提供者である臨床宗教師に求められているのは、その場に腰を落ち着けて寄り添うことができるかどうか、いわばメタスキルなのです。スキルの奥にある、もしくはスキルの礎になる、心構えのようなものです。

ホスピス・緩和ケアの分野でよく言われる言葉があります。“Not Doing, But Being”、（相手のために）何かをするのではなく、存在することが大切、ということです。相手が困っているとき、私たちは何かをしてあげたくなります。できることは実行するべきですが、死の臨床のように、できることがない場合に、何か実行しようとすると、相手の思いとずれてしまうことがあります。何もできないけれども、静かにそばにいる。何もできない状況で、我慢して何もせずにその場に静かに留まることができるかどうか、が試されます。

長い沈黙によって、ケア提供者自身が不安を感じてしまうこともあります。無力を感じさせることもあります。その不安や無力感に打ち勝つことができるかどうか、それは、ケア提供者のスキルではなくメタスキルが試されています。胆力や度胸といってもいいかもしれません。

宗教者には、そのような胆力や度胸があるものと期待されていると思います。少なくとも、神仏に引き比べて、人間である自分の無力はわかっているはずです。そして無力を体験する中でも祈り続けることができる、救いの世界を信じ続けられる、そういう存在なのだと思います。極端な表現をするならば、相手が陥っている無力という地獄に、自分も一緒に落ちていっても、相手も自分も必ずどこかで救われると信じる力をもっている、ということです。個々の宗教者を見ると、私を含めてとてもそうとは思えないかもしれません。しかし、少なくとも宗教者にはそのような期待がかけられています。

3 臨床宗教師の信仰

このようなことを述べていると、もしかしたら次のような疑問をもたれる読者もいるかもしれません。……臨床宗教師は、信仰に寛容なのでは？……と。また、……信仰に寛容であることが、臨床宗教師自身の信仰を揺るがすのではないか……といった疑問もあるかもしれません。臨床宗教師は、他者の信仰には寛容であるべきです。しかし、臨床宗教師も宗教者であり、自分自身の信仰にはむしろ厳しくあるべきだと思います。

私はこれまで仏教を中心に、様々な宗教の、様々な宗教者に出会ってきました。その経験において、自分の信仰がしっかりしている人は、むしろ他の信仰に寛容だという印象があります。臨床宗教師としての学びの前提、もしくは延長線上には、自分の信仰の深化が不可欠なのだと思います。実際に、研修を修了した人たちの感想の中で、「自分の信仰を見つめ直した」「もう一度修行をやり直したい」という言葉が毎回聞かれます。他の宗教者と出会うと、信仰の形や言葉は違っていても、（神仏を信じるという）信仰そのものは共通している、似ていると思えるものです。そのような相互の刺激も、多様な宗教者が集う臨床宗教師研修で味わえる醍醐味の1つです。

ある教団関係者が教えてくれたことですが、その教団には、旧日本軍のような「海軍」と「陸軍」があると言うのです。もちろん軍隊のことではなく、比喩ですが、海軍とは、他の教団にも視野を広げている、どちらかというと他の信仰に寛容な人たち。陸軍とは、自教団の中に専ら関心をもつ、どちらかというと他の信仰を認めない人たち。なるほど、現代のように世俗化が進み、宗教間の協力にも価値がおかれている社会においては、1つの教団の中に、寛容な海軍と、保守的な陸軍の両輪が必要なのだろうと理解しました。おそらく、臨床宗教師を支持する人たちはここでいうところの海軍、訝しく見る人たちは陸軍に当たるのでしょう。

私はどちらも必要だと思います。そして、お互いにいがみ合うのではなく、協力するべきだと思います。確かに、海軍の方が臨床宗教師とは相性がいいでしょう。しかし、陸軍にとっても意義はあるはずです。それは、他の宗教者と交流することによって、むしろ信仰が深まるという点です。ただし、臨床宗教師を布教に利用されてしまっては本末転倒です。臨床宗教師という専門職は、まさに〈宗教的資源の活用〉にその本領が発揮できるものと思います。ケア対象者に対して信仰を押しつけるのではないのですが、ケア提供者である臨床宗教師の信仰があるからこそ、ケア対象者の琴線に触れるのだと思います。形としては、「聖書にはこう書いてありますよ」といった情報提供に過ぎないにしても、そしてそれを信じるように押しつける意図がなくても、ケア対象者が「ああ、臨床宗教師であるあなたは、これを信じているんだね、それだけの意味があるんだね。私は信仰しようとまでは思わないけど、きっと大切な言葉なんだよね」と思えることによって、ケアになる、ケアが成立するのだと思います。

4 おわりに

正直申し上げて、2012年4月の時点では、世間が臨床宗教師に関心をもつとは思っていませんでした。マイナーな存在で終わるかなと思っていました。しかし、想像以上にニードはあるようで、宗教者の潜在力に期待していた人たちが、公共性を担保した宗教者である臨床宗教師に、具体的な夢を重ねるようになってきました。

特に医師の方々から耳にすることです。医師からは表だって語られることは少ないのですが、医師だからこそ医療の限界をよく認識しています。考えてみれば当然のことですが、現在の医療は完璧ではありません。だからこそ、多くの医療者は発展するように努力を続けています。しかし、当面は全く太刀打ちできないことがあります。それは死です。人間は必ず死ぬ、という当然のことが、科学という「魔法」にかけられたかのように霧の中に隠されてしまっています。科学は現実を直視することから始まるはずです。なので、不老長寿を目指すこと自体は正しい態度ですが、今のところは不可能だ、という現実も認めなくてはいけません。

これは医療者の意識のことではなく、魔法にかけられた市民の側の問題なのです。「病院に行けば治る」ということは理想ですが、現実は違います。私自身も完治しないとされる病気をもっています。「人間はいつか死を迎える」「すべての疾患が完治するわけでない」という現実を無視することによって、当事者である市民が、個々の市民自身が苦しむことになるのではないでしょうか。しかし、真実を伝えたところで、誰も対応できない。苦しくて悲しい事実を伝えたところで、その苦悩をケアする人がいなかった。しかもこれは、そもそも医療だけの課題ではなく、むしろ宗教が扱うべき課題ではないか。……という思いに応えてくれる専門職が、ようやく生まれてくれた。そのような夢が語られています。臨床宗教師がこれに応えるためには、さらに人数を増やし、研鑽を重ねていかなくてはなりません。

私の夢を語って、この本の最後にしたいと思います。それは実に単純なことですが、読者の皆さまを驚かせるかもしれません。

私の夢は、「臨床宗教師という言葉がなくなること」です。言い換えれば、「すべての宗教者が臨床宗教師になること」、つまり、わざわざ臨床宗教師という言葉を使わなくても、すべての宗教者が他者の信仰に寛容になり、普段から心のケアを提供する社会になることです。

いま中東で起きていることを見ると、夢のまた夢と思われるでしょう。でも、夢は夢でも、思わなければ実現もしないし、夢に近づくこともできません。

臨床宗教師という言葉を産んでいただいた故・岡部健先生は、こう仰っていました。「谷山君、せめて全体の5%を確保したいね」と。つまり、当面の目標は、国内の全宗教者の5%が臨床宗教師になることです。参考までに、『宗教年鑑平成26年度版』によると全国の宗教団体に所属する宗教教師の総数は約70万人です。その5%というと、3万5千人です。2015年12月の時点で、東北大学、龍谷大学の研修を修了したのは、実数で合計138名です。まだまだ長い道のりです。果たして、私がこの世にいる間に達成できるかどうかわかりませんが、東北大学に実践宗教学寄附講座が存続することができれば、これからも他大学などで開講しようという動きも続くと思います。そうすれば、私の夢に近づいていきます。

文献

Dennis Klass. Grief in an Eastern Culture: Japanese Ancestor Worship. In: D. Klass, P. R. Silverman, and S. L. Nickman editor. Continuing Bonds: New Understandings of Grief. Routledge. 1996.

窪寺俊之. スピリチュアルケア学概説. 三輪書店. ２００８.

谷山洋三. スピリチュアルケアと宗教的ケア. 緩和ケア. ２００９; 19（1）.

小西達也. グリーフケアの基盤としてのスピリチュアルケア. In：高木慶子、編著. グリーフケア入門. 悲嘆のさなかにある人を支える. 勁草書房. ２０１２.

谷山洋三. 仏教とスピリチュアルケア. 東方出版. ２００８.

窪寺俊之, 平林孝裕, 編著. 続・スピリチュアルケアを語る—医療・看護・介護・福祉への新しい視点. 関西学院大学出版会. ２００９.

窪寺俊之, 伊藤高章, 谷山洋三, 編著. スピリチュアルケアを語る. 第三集　臨床的教育法の試み. 関西学院大学出版会. ２０１０.

鎌田東二企画, 編. 講座スピリチュアル学第1巻. スピリチュアルケア. ビイング・ネット・プレス. ２０１４.

著者略歴

谷《たに》 山《やま》 洋《よう》 三《ぞう》

1972 年　金沢市生まれ
1994 年　東北大学文学部卒業
1996 年　東北大学大学院文学研究科博士前期課程修了
2000 年　東北大学大学院文学研究科博士後期課程修了、博士（文学）
2000 年　長岡西病院ビハーラ病棟ビハーラ僧
2003 年　四天王寺国際仏教大学専任講師
2008 年　四天王寺大学准教授
2009 年　聖トマス大学准教授・日本グリーフケア研究所主任研究員
2010 年　上智大学特任准教授・グリーフケア研究所主任研究員
2012 年　東北大学大学院文学研究科准教授
2021 年　同　教授

（一社）日本スピリチュアルケア学会副理事長、日本仏教看護・ビハーラ学会理事、印度学宗教学会常務理事、日本宗教学会理事、（一社）日本死の臨床研究会代議員、（特活）日本ホスピス・在宅ケア研究会評議員、（一社）日本臨床宗教師会事務局長、いのち臨床仏教者の会代表、臨床スピリチュアルケア協会代表代行
専門は、臨床死生学、実践宗教学。著書は『仏教とスピリチュアルケア』編著（東方出版）、『スピリチュアルケアを語る』共編著（関西学院大学出版会）、『真宗僧侶とグリーフ』監修（東本願寺）ほか

医療者《いりょうしゃ》と宗教者《しゅうきょうしゃ》のためのスピリチュアルケア
臨床宗教師《りんしょうしゅうきょうし》の視点《してん》から　©

発　行　2016 年 2 月 15 日　1 版 1 刷
　　　　2017 年 7 月 1 日　1 版 2 刷
　　　　2024 年 5 月 1 日　1 版 3 刷

著　者　谷《たに》 山《やま》 洋《よう》 三《ぞう》

発行者　株式会社　中外医学社
　　　　代表取締役　青木　滋

〒 162-0805　東京都新宿区矢来町 62
電　話　(03) 3268-2701 (代)
振替口座　00190-1-98814 番

印刷・製本/横山印刷㈱　＜HI・YT＞
ISBN978-4-498-05718-0　Printed in Japan